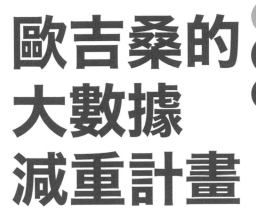

歐吉桑的
大數據
減重計畫

Ojisan's Big Data Diet Plan

行動健康管理（mHealth）APP
幫你甩掉體重，趕走憂鬱，找回年輕

陳楊文—著

商標聲明

本書所引用之各商標及商品名稱，分屬其合法註冊公司所有，
絕無侵權之意，特此聲明。

目次

第一章　歐吉桑的臉書減肥日記　22

第二章　原來健康是這樣自然　62

第三章　啟動減肥模式，工業 4.0 時代的大數據減肥　68

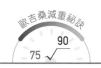

李偉文｜荒野保護協會榮譽理事長、作家、牙醫師

大數據的科學減肥法

　　記得二十多年前的深夜，開完荒野保護協會的常務理事會後，幾個老夥伴就到師大分部附近的小麵攤去吃宵夜，在杯碗交錯之際，楊文講了一些有關混沌理論、複雜系統的研究，當時雖然聽得不太明白，但還是把這幾個名詞記了下來，因為楊文是我們這群籌備荒野保護協會志工群中，一位真正的科學家，也是唯一在國際保育團體工作的專家。

　　之後隨著好萊塢拍了「蝴蝶效應」的電影，混沌理論逐漸被一般人理解，而二十多年來我在生態保育團體裡的學習，最重要的體會就是：在這複雜的世界中，萬事萬物都會關連到其他萬事萬物。這不只是成語說的「牽一髮而動全身」，也不只是蝴蝶效應所描述的，縱使細微如蝴蝶之鼓翼，也能造成千里外的颱風；而是一種思考方式，一種世界觀。

　　楊文這一段時間所實踐的低糖減肥方式，若是簡化地說是「阿金飲食法」，恐怕會立刻引起醫學界與營養學界的撻伐，因為數十年來，正統營養醫學跟提倡「吃油」的旁門左道，至今仍有很大的爭議。

　　但是誠如楊文，這個曾教導我「複雜系統」的科學家所言，這是個大數據時代，我們必須自己關心自己的身體，隨時監測、記錄身體的變化數據，並且理解身體這個超級複雜的系統，器官彼此之間的影響，比如酮代謝是否會對腎臟造成過度負擔……等等。

　　我相信楊文講的，大數據將改變世界運作的方式，當然也包

括醫療體系。其實近年醫學教育也將實證醫學作為核心，主張所有治療都必須拿出清清楚楚的數據及證據。我想，對於減肥這個人人都關心的議題也該是如此吧，當然，再把這種精神帶到工作與生活各個層面，這大概是看這本書所帶給我們額外的收穫了。

黃淑華｜中國科技大學講師

個人健康管理的參考書

　　自從生了兩個孩子後，體重一直無法恢復年輕時的狀態，尤其是凸起的小腹，怎麼都回不去了。在捷運上，還曾經被人誤以為是孕婦而讓座給我。

　　去年三月聽楊文說，他實施低糖飲食，並且每日記錄檢視成果，減重成效很好。我聽了之後非常心動，也想來嘗試看看，試著改變我的飲食，減少糖分與碳水化合物的攝取。三個月下來，果然就有明顯效果。不但肚子上那一圈惱人的脂肪漸漸消失了，從以前 57 公斤減至 52 公斤，甚至還減到 50 公斤以下。這實在太令人開心。

　　除了低糖飲食，我也盡量多喝水，多走樓梯與運動，減少久坐，儘量讓身體一直處於動的狀態。如今，我每天維持運動的習慣，日行萬步，同時也保持好心情，這樣的生活習慣讓我覺得每天都像在排毒一樣，便祕問題也一併解決了，感覺身體很清爽。

　　此外，採用低糖飲食與多動、規律的生活形態之後，我本來居高不下的三酸甘油脂也有明顯改善跡象，但是如果完全停藥，指數還是會上升。考量到三酸甘油脂會影響心臟相關疾病，我還是會固定服藥。

　　楊文所著的《歐吉桑的大數據減重計畫》，提供他自己減重摸索期，對於坊間各種減肥手段與國內外營養學、醫學的研究成果報告，並歸納了一種最適合自己、自然的減重方式。我深信這個利用大數據來檢視管理自己健康的新觀念與方法，對於重視健康的每一個人，都是一本很好的參考書。

低糖多動，重拾健康

與作者楊文相識近二十年，自從三月份跟楊文一同走路逛舊台北城，很詫異楊文的體格變得非常結實，與以往他自嘲暱稱「睡袋」的身材相異太大，實在難以想像如何可以有此改變。邊走邊問之下，楊文告訴我，他就是靠這樣的走路活動來達成減重目標。剛聽到時，我不太相信，心中冒出許多疑問。

但我個人也有體重過重的困擾，忍不住追問楊文，他在飲食方面又是怎麼做的呢？楊文教我一個很簡單的方法，不吃糖。我雖然還蠻喜歡甜食，但為了健康不吃糖，我想我沒有問題。楊文又補充說，他指的糖是包含精製澱粉，如白飯、白麵條與白麵包等食物。

為了健康，要不要放棄澱粉？這點我有些掙扎，但仍是可以做到，只有一樣食物比較困難，是我最愛的水餃。當楊文詳述他自己吃拉麵不吃麵條的概念，我想我也可以吃水餃不吃皮，減量留三張全皮水餃，其他水餃就只吃餡就好。

靠著這樣的減糖方式，每次量體重時我能慢慢察覺變化了。大概經過四個月，我減了 10 公斤！而且體檢後的報告，看到體脂肪與血糖值都比之前大幅度降低，讓我更有信心。

後來因為與長輩的飯局中，總是被勸說要我多添飯碗，盛情難卻下，澱粉量也難以控制，體重增加了 1、2 公斤。加上工作忙，我的活動量只有盡量走路，並沒有設定到每天一萬步的目標，所以減重的速度不快。但是，減少澱粉與糖分攝取的方法，對我的體重還真的產生了顯著效果。

我會持續以這種低糖膳食的方式來維持我的健康，如果還能多增加一些活動量，相信對減輕體重的效果會更加好。很高興看到楊文把自己的減重經驗集結出書，希望他的理念能幫助更多人重拾健康。

科學家的健康減重法

　　作者楊文是我認識的朋友中很特別的一位，他的特別之處是對事情的執著，以及凡事運用科學探索的態度。他可以十幾年來在東北角一個小小的潮池（約五坪大小的空間），研究海洋生物。有時候一下水，頭埋在水裡就是一整天，觀察拍照做紀錄。外人看來一點都不起眼的地方，楊文卻能在此鑽研學問、累積研究心得，出版了兩本書。

　　另一方面，他對於環境教育的執著與態度，也是讓人佩服不已。曾經參與他的課程及相關活動，他可以一整天滔滔不絕，與台下學員熱絡互動，直到課程結束也完全不顯疲態，讓我對這位充滿精力的中年大叔佩服不已。在得知他要依照近來熱門的健康概念來為自己減重時，老實說，我是抱持著在一旁看好戲的心情，因為我自己就是個道聽塗說減重失敗的常客。

　　但他從實行減重的一開始，就秉持著科學精神，先研究身體質量與減重的相關知識，以自己做為實驗對象，利用穿戴裝置與數據管理分析，逐步驗證調整出最適合自己的減重方式。

　　看著他記錄中的體重一天天下降，最後成為結實的活力型男，我還是堅信不久之後楊文就會復胖。但到目前為止已經一年多的時間，他竟然一直維持得還不錯，著實讓我跌破眼鏡。

　　正所謂知易行難，以往愛好美食、懶得運動的楊文都做到了，相信以他的經驗，可以提供想要健康減重者一個值得參考的方式。尤其到了特定年紀，體悟到健康就是一切的我，也要自我勉勵，跟楊文看齊。

為了健康，改變就從今天開始

　　去年三月無意間讀到一本有關無糖飲食的書，書名為《三天改變體質的斷糖飲食：日本名醫親身實踐！》。想到自己娘家的父親，常常泡一杯蜂蜜檸檬水配飯吃。早餐則是白吐司配上果醬，與一杯含糖的咖啡。娘家的櫥櫃裡盡是餅乾蜜餞等。

　　祖母當年在家鄉開食品行，主要是賣各式各樣的蜜餞與餅乾，整齊排放在一個個玻璃容器裡。記得童年時期，我們幾個小蘿蔔頭到祖母的商行，總是可以毫無限制地大啖店裡所有的零食。父親也許因為家裡的飲食風氣，養成喜歡吃各式零食的習慣，即便祖母的商行早已成追憶，他仍維持這樣的習慣至今。

　　只是，父親每天所攝取的糖分總量，不免令人擔心。

　　那天讀到這本書，毫不考慮買下，打算寄給父親看。孰料，先生當晚隨手翻閱之後，隨即告訴我，說他想依照書中概念嘗試改變飲食。

　　即知即行，他第二天的早餐只吃一顆水煮蛋與花椰菜。三餐都拒絕吃含澱粉的米飯、麵條或是麵包等，甚至連高麗菜都認為含糖過高，不想吃。然後告訴我他要買體脂計，每天都配戴能記錄步數與睡眠時間的運動手錶。他開始實施日行萬步的運動習慣。甚至還每天記錄三餐所吃的菜餚，並可透過健康管理 APP 評量自己的營養攝取、運動質量，以掌握身體變化。幾乎是徹底地在自己身上實施全新的飲食實驗。

　　我原不為所動，因體重一直都在標準範圍內，似乎無需作什麼改變。但先生體驗到體重下降的興奮喜悅，似乎也打動了我，

於是我也依樣畫葫蘆，開始我的減糖飲食。印象最深刻的是，我第一次午餐不吃飯，只吃肉、豆腐、蔬菜，原型食物，以往我通常在午飯之後都昏昏欲睡，需要小睡片刻，但是那一頓無糖午餐，卻讓我精神奕奕，下午的工作效率倍增。

從此以後，我也與先生同樣採用無糖飲食法。兩位女兒原無法接受我們改變飲食原則，當我們熱衷與親友分享這種飲食方式時，甚至還被她們戲稱是在散布邪教思想。後來，正值青春期的孩子也體會到早餐若吃太多甜食，會造成血糖振盪、精神不濟，導致上課精神萎靡。

在意體重的她們終於也跟著改變，一再囑咐我早餐不要含澱粉。於是我們以能提供身體所需的豐富蛋白質與纖維為飲食原則，所準備的早餐就是水煮蛋、煎蛋或是烘蛋來回變化，再加上水果或是蒸地瓜等健康餐點。

這樣的飲食其實很適合中老年族群，尤其是老年人。常常聽到他們怨嘆自己老了，體力衰退又容易疲倦、走路無力，甚至出現許多慢性病症狀，讓他們常常為此跑醫院看病、長期服藥。改變需要勇氣、毅力與行動力，很可惜的是，長輩的思考觀念與習慣比較不易改變，只能一步一步慢慢來。

在方便即食的食品充斥、糖分無所不在的環境裡，低糖飲食或許是比較健康的飲食選擇，用預防保健的方法讓身體減輕負擔，讓體力與精神回到年輕狀態，改善生活品質。每個人都可以掌握自己的未來，就從今天開始嘗試改變，調整飲食吧！

大數據迎來的行動醫療時代

　　我們靈魂所在的軀體，你對它的了解有多少？

　　當牙牙學語的小童，見到你不知該喊阿伯還是阿嬸時，你就進入到該照顧自己、審視身體健康的年齡。而通常在這種年紀的朋友，往往為三高所困擾，不是高所得、高學歷、高成就，而是高血糖、高血壓與高血脂。

　　我天性叛逆，不愛受拘束，從來沒有起念減重過，在樂活與節制之間，選擇了樂活。愛美食、美酒，吃喝不知節制。年輕時，身高 176 公分，體重約 70 多公斤，體格肥瘦還算正常。30 歲之後，身體不自覺地像氣球一樣慢慢膨脹起來。40 歲後大概就維持在 90 幾公斤，當時一點也不在意。但是伴隨著美食美酒，開始有痛風的症狀，雖然去看過醫生，吃藥，但這毛病從來沒有根治過，只好放棄治癒的想法，遵照醫師指示少喝酒，少吃高普林像是海鮮、香菇類的食物。

　　除了痛風之外，身體也越來越容易出問題，於是開始動念想要有更健康的生活。雖然在兩年前，就在東京買了運動手環，剛開始只是趕時髦，好奇自己走了幾步，也不知下載了對應的 APP 可以如何做健康管理，似乎對健康也沒有什麼幫助，戴了一陣子就覺得麻煩與無趣，不想再戴。

　　後來，內人在賣場買了一本西脇俊二醫師所寫的《斷糖飲食》，原先是給岳父看的，我好奇翻看此書，其中最震撼我的觀念的是，書中闡述糖分與澱粉是一切慢性病的根源，只要不吃含糖食物，三天之內身體就會有減重的感覺。而且西脇醫師說只要

不吃糖，腎可以自然排出尿酸，這表示無論如何大魚大肉，都不會造成痛風，這點深深打動我，在半信半疑之下，決定隔日就開始不吃糖。

三天後果然有感，不單是感覺到身體變輕了，而且精神變得更清明，上廁所時聞到一股前所未有的味道，就如西脇醫師所說的，身體正在燃燒脂肪，進入酮代謝。

減重的念頭開啟之後，也開始展開對自己身體健康管理的探索。一開始做體重記錄時，體重約 90 公斤，我在第 79 天減了 10 公斤，到了第 132 天，減了 15 公斤，達到我心目中的標準體重 75 公斤。更難得的是，持續一年以來，我都輕輕鬆鬆維持在這個體重範圍內。

身體的變化，衣服最看得出來。我的褲子腰圍從 40 吋縮小到 32 吋。以前上衣要穿 XL 特大號，現在可以穿 M（中）號的大小，為此，只好重新買衣服。

當別人問我吃什麼來減肥時，我的回答是「不吃什麼來減肥」，我的答案是「糖」，包括各種在體內會轉化成醣的澱粉，俗稱主食的食物，如麵包、麵條、米飯。

當然減肥並不是只有「不吃」這麼簡單，為了身體健康、隨時隨地監測身體機能，我又戴起運動手環、買體重體脂計，並運用智慧手機下載健康管理 APP 程式，所以能在短短的一百多天，就恢復到年輕時無毛病的身體狀態。

如果你問我，減重過程的得失，我會說，失掉的不只是身上

的脂肪，還有荷包裡的錢，不過還好錢都是花在自己身上。我得到的是更輕盈、健康與年輕的身體，體檢時三高符合標準，多年痛風的問題無藥而癒，更能吃喝美食，白天不會昏睡，對於工作能更心平氣和去處理，晚上睡眠品質更好，失眠與憂鬱的傾向也都消失了。

　　過去當我面臨三高、痛風與失眠憂鬱等身心的毛病時，我並沒有吃藥，反而選擇用減重的健康管理做自我治療，經過一百多天的身體力行，確實成功降低三高困擾，當體檢量測各項身體機能時，血糖、膽固醇都在正常範圍內。

　　一般人想要控制體重的增減時，傳統上的觀念，會很直覺地認為，吃什麼食物，身體就會變什麼樣子，或是做什麼運動，就能達到減重的目的。科學家也是這麼想，用盡各種科學辦法、耗盡資源，研究吃什麼或運動多少對體重的影響。為了達到現代科學的嚴謹要求與發表結果，過去常運用統計學的規範，控制變因、選擇樣本數目，經過辛苦時日的取樣、控制、分析，而得出單一項目的結果，也就是怎麼吃，就會影響身體怎麼長。

　　然而，人體是個複雜系統，我們無法也不願過著像實驗控制般的單純生活，因此許多營養科學研究，或許能幫我們解惑，卻很難遵循。現今也有越來越多的科學家，採取更複雜的方法來研究，例如大家所熟知的地中海式飲食對心血管疾病有預防的功效……等等。

　　單一因素難以減肥，甚至難以持續保持身體的健康狀態，

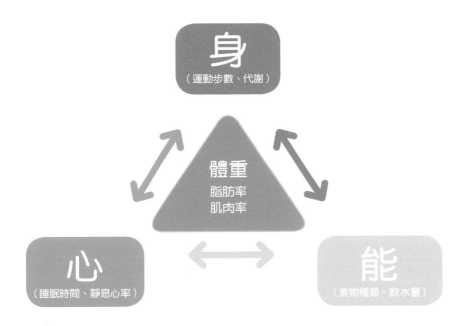

這是我從自己長時間的健康數據紀錄中，慢慢摸索出自己的減肥之道。經過初期的數據探索，慢慢演化出整合式的大數據減重方法，是需要「身」、「心」、「能」三者的平衡，也就是「身」要有適當的運動、「心」有足夠的睡眠，以及控制飲食的「能」量，並且逐漸落實為生活習慣，才能達到健康不復胖的目標。

　　「身」、「心」、「能」這三個向度，在任一種健康管理應用程式 APP 都有可對應的數據，可以隨時檢視其數量指標與趨勢，好用來判斷如何平衡發展，達到健康管理的目的。如圖在「身」的向度，是以每日步伐數量與燃燒的卡路里來量化；在「心」的向度，是以前一天晚上的睡眠時間與品質、休息的平均心跳率為依據；以及在「能」量的向度，是用每一餐所吃食物的三大營養素（蛋白質、碳水化合物「糖與膳食纖維」、脂肪）重

量比例，加上喝水的重量作為指標。

　　這些冷冰冰的數據，看來複雜，卻都是日常生活中的行為表現，而且是我們每個成年人可以選擇決定的。綜結來說，其實也就是生活習慣而已，就是那麼簡單！

　　斷糖飲食的提倡者最早來自 1990 年代的美國阿金（Dr. Robert Atkins）醫師[1]，當我擁抱斷糖的時候，發現斷糖與否在營養學與醫學上有許多爭議，同時有許多支持者與反對者。個人認為反對的最主要原因，是來自「斷糖」的概念顛覆現有的營養學教科書上的看法，更精確地說，是核心觀念的不同。傳統營養學認為碳水化合物是必要養分，人體能源（燃料）的來源，而根據 1992 年美國農業部所發布的「飲食指南金字塔」（參閱第 103 頁上圖），碳水化合物與醣類被放在最下方，也是面積最大的部分。然而在這種高碳水化合物的營養指南下，美國與英國的肥胖率早已超過全國人口數的一半，國民的健康持續受到肥胖與心血管疾病威脅。

　　斷糖支持者，包括無麩質飲食與生酮飲食等，都揭竿起義，深深認為過度的糖或醣類對人體造成危害，尤其是已經患有代謝異常過胖者，或是三高問題的中老年人，主張身體可以不用醣類作為燃料，而改用脂肪作為身體能源燃料的來源。有識之士如妮娜 · 泰柯茲（Nina Teicholz）[2]、大衛 · 博馬特醫師（David Perlmutter）[3]、烏里西 · 史特倫茲博士（Ulrich Strunz）[4]等，都是本書常引用的斷糖提倡或創新的研究者，他們一致主張回到

原始狩獵人或伊努特人的自然飲食方式，倡議高蛋白質、好油與低碳水化合物才是健康的飲食之道。

斷糖與用糖，兩邊的理論我都試圖去了解原因，本書盡量不人云亦云，僅以自己獨立思考與研究判斷，並以自己為白老鼠，身體力行，加上自我即時的量測與大數據的統整分析，用數據驗證結果。

1990 年我拿美國太空總署（NASA）的研究獎學金，在美國伊利諾大學（University of Illinois, Urbana and Champaign）進行仿生物神經科學的研究，將美洲蜚蠊（蟑螂）的神經步行模式，透過人工神經網路（Artificial Neural Network）訓練機器，轉化成火星登陸艇的運動模式。當時在研究上最大的困擾，就是傳統的統計學方法很難去解釋與運用自然的複雜現象。於是再去研究具備有感知學習能力的人工智慧，其中又以大數據為基礎的非線性動態 non-linear dynamics 為最大的改變。2016 年我到麻省理工學院（MIT）學習大數據課程，最為震撼的是聽到老師 John Guttag 預言：「我相信在下個十年內，電腦科學家，將會比地球上其他的人，更能改變醫學。」

在此革命性的大數據時代中，當許多醫學研究方法被創新，觀念被改變，以致守舊跟隨者無所適從時，應變之道或許就是自己實驗、自己收集資料，與驗證在自己身體上的健康管理方法，我同時也透過網路，帶著分布在其他國家接受這樣觀念的朋友，一起研究驗證這樣的健康管理。

剛開始時，讀高中的女兒說我在傳播邪教，因為我們討論的，往往與她在學校所學相違背。當然我不會禁止她吃甜食與澱粉，因為她還年輕，運動量大、新陳代謝率也足夠消化掉體內的糖分。但是當她在學校量身高體重時，發現身高沒增高，體重卻增重了；又發現在考試期間，如果早餐不吃澱粉與糖，不但不會昏睡，精神反而比較好，她的選擇就開始變化了。

我們無需為新科技所困惑，科技只是更接近人性與自然。

五、六年前，我們開車還在看紙本的地圖，如今拿起手機就可以使用電子地圖導航到目的地，還可以選擇不同路徑，透過附近駕駛使用者的行車狀態反饋數據，驗算告知大家當前的塞車情況，並預測到達時間的長短，這就是大數據。當使用者人數越多時，程式越能精準預測時間。電子地圖雖源自紙本地圖，但靠著大數據的回饋機制所產生的智慧功能，絕不是紙本導航時代所能想像得到。

同樣的，減重與健康管理已經進入個人隨時感知身體跡象的行動醫療（mHealth）時代，有越來越多導引的應用程式 APP 出現，有效與否都需要各位減重者的實踐數據與經驗回饋，因為未來，將是我們每一個人在共創有效的健康管理模式，而不再僅限於醫學研究者。

最後我提出自然減重法，對於身體質量指數（BMI）超過 30，年紀跟我一樣進入後中年期，新陳代謝低者，請記得「越走動越年輕、越不吃糖越享瘦」，隨時隨地盡量走動，越多走就越

輕鬆愉快。糖分已經充斥在食物中，能減少直接攝取就盡量減，不吃糖，就能幫助控制體重。我親身驗證了自己的想法，在減重期間被朋友暱稱「減糖教主」，減重後被讀國中的女兒稱為「生酮大衛」，無論如何，健康的身體才是最值得令人高興的。

　　根據 2017 年台灣大學公共衛生學院與國民健康署所公布，影響國人死亡的危險因子，高血糖名列危險因子的第一名。在「預防勝於治療」的觀念下，自己的身體自己顧，當然有病還是要看醫生，希望這本書能夠成為啟迪大家共學的平台，對所有想減重與做好自己健康管理者有所助益。

本書僅提供個人健康管理心得分享，相關疾病或症狀，請諮詢醫師給予妥當的建議與處置。

參考書目

1 羅伯特・阿金（Robert Atkins）《Atkins for Life》（2003）

2 妮娜・泰柯茲（Nina Teicholz）《令人大感意外的脂肪》（2016 中文版）

3 大衛・博馬特醫師（David Perlmutter）《無麩質飲食，讓你不生病》（2015 中文版）

4 烏里西・史特倫茲博士（Ulrich Strunz）《為什麼麵條讓人笨》（2016 中文版）

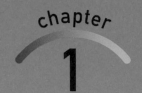

歐吉桑的
臉書減肥日記

寫給中年發福自己的一封信

親愛的胖子：

你已經進入 50 歲中年期，外觀就像街上許許多多挺著個肚子的中年人，蹣跚踱步看似肩扛重責，深鎖眉頭想著心事。

我不會說你像笑口常開的彌勒佛，或是天真的小胖熊維尼。因為我知道，在這樣的體軀下，中年人該有的毛病一一凸顯出來，像是痛風，剛開始痛到怕了，求醫健診，吃了兩年的藥，也戒掉啤酒，減少高普林的食物，像是豆類、海鮮、菇類等，但是海鮮還是你的最愛，實在難以割捨。之後，偶爾痛風發作，就到藥房拿藥，反正長期吃藥也斷不了根，唯一的好處，只是在病症發作時，能夠快速地把疼痛鎮壓下來。

我也知道你年輕時，走過台灣物質缺乏的日子，吃得少動得多。20 歲成年前，體態都算正常，不胖不瘦，當兵時還被操練出腹部六塊肌，只記得在乎身高有沒有長高，量體重呢，那就算了吧。

轉眼進入 30 歲工作期，還記得有一次幫大學老師送東西，老師打電話告訴對方，描述我的長相，說是有點胖胖的。當時聽到，心裡有點不能接受，只能莞爾一笑，有胖嗎？內心始終認定自己還停留在 20 多歲標準體重的狀態。

轉眼 10 年又過，成家生子、工作穩定，成為步入 40 歲的中年大叔。公司每次安排體檢，檢查完各種數據後，醫生都會加贈一句「該減肥了」，雖然也回答「好吧」，但其實還是置之不理。

　　在我過去的人生中，從來沒有想過要減肥。因為不在意體重，總是覺得那只是身體的一部分。或許應驗了台灣一句諺語：「40 歲以前操（濫用）身體，40 歲以後被身體操。」

　　來到 50 歲，有些中年大叔已經在期待退休，越來越多身體毛病出現，最大的困惱不是來自痛風這樣身體的痛楚，而是來自於工作上的精神壓力，擔心東、擔心西的，於是下班後，總是會找個讓心理得以紓壓的慰藉，最方便的方式，大概是吃頓美食，或是串個一手啤酒，賴在沙發上看電視，這也難怪體重會急速增加，小腹隆起永不消失。

　　更難以啟齒說出的毛病，是精神上的困擾。想太多睡不著時，往往需要藉酒精入眠。睡覺時鼾聲大作，有時嚴重到中止呼吸，影響整晚睡眠品質造成失眠。更嚴重的是，失眠時所帶來的恐懼感，一種莫名的恐懼讓人不敢閉上眼睛，或是閉上眼睛入睡後，一直心神不寧，心中充滿恐懼感無法成眠。

　　難以想像美國喜劇演員羅賓・威廉斯在 2014 年夏天因憂鬱症自盡，其妻後來敘述其症狀，說是羅賓生前受到一種「腦中住了恐怖分子」的失智症折磨。這個消息對我是很大的震撼，除了盡量不去想這位令人喜愛的演員、不去看事故的新聞，不讓「恐怖分子」進駐腦中之外，我也開始接受內人的建議，改變生活習慣，盡量早起，去河邊散步運動，接受第一道曙光的照拂。

　　這樣的生活習慣改變，一週後開始見效，心中的恐懼獲得緩解，也終於比較容易入睡。一個月後，失眠的情況幾乎不藥而癒。但偶爾還是會覺得睡得不好，如今回想起，當時沒有自覺到根本的問題，可能就是肥胖對健康造成的影響。

減重後，55 歲的我 敬啟

寫在 Day ① 之前──減肥前三天契機

我永遠記得，讓我從一個胖子歐吉桑下定決心想要改變，是因為看了一本新奇的減重書，西脇俊二醫師所著的《斷糖飲食》。書中說只要不吃含糖食物就可以甩掉身體肥肉，而這一本書原先是內人買來要送給父親，她擔心父親吃太多糖分，有害剛動過手術切除腫瘤的身體。我好奇地翻開書，書中所說的，幾乎完全投我所好。

書中說只要不吃糖不吃澱粉，短短三天就會減重 2 公斤。更吸引我的是，書中強調不單是減重，只要不吃糖，即使是吃大魚大肉或吃高普林的食物，也不會有痛風的問題，因為腎臟可以排出這些高普林食物所產生的尿酸。

這本「減肥」書，對於多年為痛風所苦，又愛吃美食的我，簡直是一大福音。如果把糖與魚肉蛋白質放在面前擇一的話，我可以毫不猶豫地選魚肉蛋白質。但不吃米飯、麵食澱粉，拿什麼當主食呢？

很多人無法離開甜味，但我卻不喜歡或是說沒有特別喜歡甜味。過去我曾經受過葡萄酒品酒師的訓練，甜味，可說是葡萄酒中殺手級的味覺。只要甜味一出現，葡萄酒中各種有趣的味道都必須退讓，讓甜味獨大。更不用說，品嚐葡萄酒時最重視、最讓人享受的餘韻（aftertaste），只要甜味一出現，口中就會被甜膩味占據，容不下其他的味道存在。這個訓練，養成我在一碰到甜味時，尤其在品葡萄酒時，說誇張一點，幾乎是作嘔的情況，一點也入不了口。

叫我不吃糖或甜味，就能讓我這個胖子減重，這實在說到我的心坎裡啊！更甚者，不單叫你不吃糖就能減重，西脇醫師還提供了一套減重的步驟，他說如果能持續斷糖三天，馬上就能感受到減重的效果，如果三天有效，就繼續試三週，三週有效就持續到三個月。

　　我心想，那就試三天看看吧，三天不吃糖與澱粉，應該不會死人吧！

　　我還記得那是從 2016 年的 3 月 5 日星期六早餐開始。特地選了週末這一天作為三天實驗的開始，是因為在家裡能夠嚴格地控制斷糖，不會受到外界食物的影響。

　　我的第一餐斷糖飲食的主食就是一個水煮蛋，佐以青花椰菜，加上一杯自己煮的無糖黑濃咖啡。擔心這樣沒有足夠的纖維，於是再又配上芭樂一顆補充纖維。

　　剛好當時內人有自製優格的習慣，午餐與晚餐就是以吃自己做的優格當作主食。蛋與豆腐原本就是我們常吃的配菜，取得容易，但是市售的優格過去多半當成甜點飯後吃，恰好前兩年到印度出差幾次，印度是出名的飲食與衛生堪慮國家，所以出差之前我一定會帶上腸胃藥，每天起床都先吃藥以防腹瀉，但胃腸仍然偶爾不適，或許這就是典型的水土不服的症狀。當時心裡總是懷疑在這樣環境下，為什麼印度人不常見有胃腸問題？

　　住了幾天之後，發現印度餐中幾乎餐餐都有優格。飯店的自助餐中，有一大盤白粥狀的食物，學當地人舀來吃，吃了一口是酸的，初以為是餿掉的食物，看當地人拿來配咖哩菜吃，才恍然大悟這是把優格當飯吃的意思啊！而且每餐吃，就是把優格發酵

的菌種當作益生菌接種在腸胃，果然每餐吃優格，比帶去的腸胃藥還有效。

有了印度的經驗後，再拿出自製的優格，佐以香料調味，加入一些菠菜、番茄塊、黃瓜等蔬菜，吃鹹的優格，代替米飯主食。

斷糖前三天，我還不知道自己該如何進行減重，甚至當時也還沒有量測自己體重與步伐數的習慣，一切都在嘗試與探索中。而支持我繼續嘗試下去的主要原因，是明顯感覺身體變好了，好像整個精神變得更清明，睡眠也有改善。至於西脇醫師所預言的快速減重的成效呢？當時我跟體重計不是好朋友，很不喜歡量體重，所以每次都是心血來潮時去量，雖然一天裡都在不同時間量體重，不過已經發覺變化蠻大的。

後來才學到，乾脆固定在起床上完廁所後，在浴室中量得自己的「淨重」最好，從此以後都在這個時間量體重。只是家中常用的體重計已經超過 20 歲了，是時候來買一個更精準的數位體重與體脂計，以便測量出身體的脂肪與肌肉比例，甚至內臟脂肪率也能方便掌握。

我的減重探索日誌

生平第一次減重，剛開始都在摸索方法。吃的方面往往用臉書來記錄與分享，並接受朋友的評論與建議。體重、運動、睡眠數據以及活動情況，則用 excel 進行每日的記錄。

陳楊文
2016年3月6日 · Taipei 台北市 · 🌐 ▾

實施斷糖飲食，老婆作上次在印度買的食譜自製優格，加菠菜番茄成鹹優格，吃的飽又沒糖份。

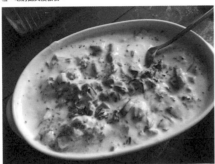

Day ②

3/6 體重估計 90 公斤

實施斷糖飲食，老婆依上次在印度買的食譜自製優格，加菠菜番茄成鹹優格，吃得飽又沒糖分。

陳楊文
2016年3月10日 · Taipei 台北市 · 🌐 ▾

斷糖飲食第六天，街上的食物不是有澱粉就是有糖分，就只好自備食物，減少外食機會。以前不想知道體重，現在會一直好奇想看體重變化，還真的減了2公斤。另一方面覺得心情平靜許多，下次來量自律神經，看副交感神經有無加強。

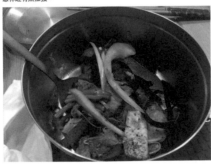

Day ⑥

3/10 體重估計 88 公斤

斷糖飲食第六天，街上的食物不是有澱粉就是有糖分，就只好自備食物，減少外食機會。以前不想知道體重，現在會一直好奇想知道體重變化，還真的減了 2 公斤。另一方面覺得心情平靜許多，下次來量自律神經，看副交感神經有無加強。

Day ⑥ 3/10 補記

　　很久沒有量體重了，家裡一直有個類比式舊型的體重計，所量得的體重是 88 公斤，但是又發現每天在不同時間量，結果會不一樣。雖然開始記錄前真正的體重已不可考，印象中以前體檢的報告，甚至有到 95 公斤的紀錄。但從頭開始做記錄，還是以 90 公斤當作減重起始的基準線。

　　換言之，在短短 5 天內，因為斷糖似乎明顯減了 2 公斤。這鼓勵我繼續減重下去。前一年所買的運動手環，也正好可以派上用場，用來記錄我的運動量。

　　前三天不吃澱粉與糖，果然如西脇醫師所說的有感覺。回首看自己寫的日誌，減肥第二天的評語是：「心情平靜，感覺睡眠變好」。而且身體感覺變輕鬆了，彷彿體重降低，也比較敢去看體重計。生理上，上廁所時會聞到一股先前沒有聞過的味道，可能是丙酮（Acetone）的氣味，感覺像是一種排毒。後來才知道，因為斷糖飲食讓身體進入生酮作用（Ketogenesis），也就是拿身體的脂肪當作燃料產生能量。

　　第一週上班時，要感謝內人幫我準備的無糖午餐。優格不方便放入便當盒，改以豆腐、雞蛋與豬里肌肉當作主食。

陳楊文新增了 2 張相片。
2016年3月11日 · Taipei 台北市 · ❸ ▾

斷糖飲食今晚吃芹菜優格主食，還是優格比較有飽足感，配溫開水，這兩種是主要的飲食。量過自律神經，副交感神經有增強（太極黑色的部分變大），先前交感神經（太極白色的部分）太強，有失眠的情況。

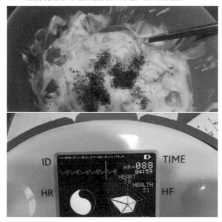

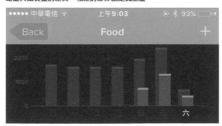

Day ⑦

3/11 體重估計 88 公斤

斷糖飲食今晚吃芹菜優格主食，還是優格比較有飽足感，配溫開水，這兩種是主要的飲食。量過自律神經，副交感神經有增強（太極黑色的部分變大），先前交感神經（太極白色的部分）太強，有失眠的情況。

 陳楊文
2016年3月12日 · ❸ ▾

謝謝朋友關心我斷糖飲食可能對身體健康影響，用計量的方法記錄運動量與攝食量的差異，相差的部分就是減肥量。

 ●●●●○ 中華電信 � 　上午9:03　 ⁏ ✳ 93% ▭ ✦

| Back | Food | + |

Today

UNDER TARGET

399 cals in — **674 cals** out
841 cals left for the day

BREAKFAST	399 cals
Eggs	70 >
Fruit	50 >
Milk	184 >

Day ⑧

3/12-1 體重估計 87.4 公斤

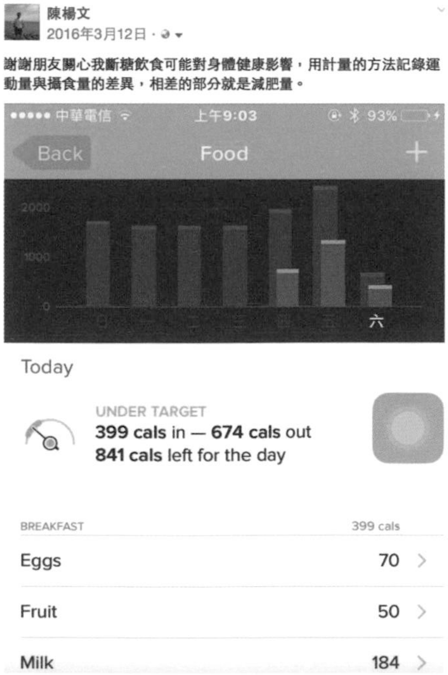

也是減重後第一個星期六週末。連續在臉書貼了四張圖表。

謝謝朋友關心我斷糖飲食可能對身體健康產生的影響，用計量的方法記錄運動量與攝食量的差異，相差的部分就是減肥量。

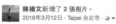
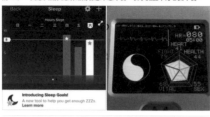
Day ⑧

3/12-2 體重估計 87.4 公斤

好奇自己進行的斷糖飲食是否對身心有所影響？以睡眠品質來看，目前數據呈現好的睡眠，減少淺眠時段，實睡時間達標 8 小時，而先前都只有 4 小時左右。

醒來量自律神經，心跳較慢，副交感神經增強（從昨天下午的 2.8 到今早的 4.4），交感與副交感神經兩者越來越平衡，表示減肥中，身心更平衡。

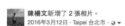
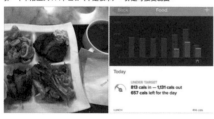
Day ⑧

3/12-3 體重估計 87.4 公斤

斷糖飲食似乎提供一線希望，午餐吃牛肉與沙拉，有烤牛肉片、明太子花枝、燻鮭魚、蝦沙拉等，不吃提供的奶油麵包與蔬菜湯（換白開水），計算一下卡路里共 414 卡左右（不是很準），算是可接受範圍。

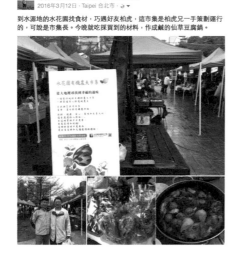

陳楊文 新增了 4 張相片 — 與林柏虎。
2016年3月12日 · Taipei 台北市 ·

到水源地的水花園找食材，巧遇好友柏虎，這市集是柏虎兄一手策劃運行的，可說是市集長。今晚就吃採買到的材料，作成鹹的仙草豆腐鍋。

Day ⑧

3/12-4 體重估計 87.4 公斤

到水源地的水花園找食材，巧遇好友柏虎，這市集是柏虎兄一手策劃運行的，可說是市集長。今晚就吃採買到的材料，作成鹹的仙草豆腐鍋。但是市集以賣碳水化合物為主，植物性的蛋白質能挑的有豆腐、豆漿。

Day ⑧ 3/12

　　當我在臉書表示要進行斷糖或低糖飲食時，有學醫的朋友，就來函警告我這樣做可能會導致疾病。謝謝朋友關心我執行斷糖飲食可能對身體健康造成影響，進而提出警告。我確實受到這樣的警訊感到心裡不安，甚至有放棄的念頭。

　　尋求補救的方法，是用卡路里來記錄運動量與攝食量的差異，相差的部分就是減少卡路里的攝取量。但是後來我覺得這個方法沒有太大幫助，因為卡路里很難精準計算出來，即使努力計算出來，也不一定準確。人體的複雜現象，也很難像機器一樣，有絕對準確值。但是同時也讓我興起量測與記錄的重要性，於是先做了一個 excel 的試算表，等體脂計來了後，就將運動手環與體脂計的資料輸入，並且定期檢視看看。

關於健康安全問題，建議可以看兩本醫師的著作說明：美國博馬特醫師《無麩質飲食》，日本西脇俊二醫師所著的《斷糖飲食》。簡言之，傳統不吃澱粉所造成代謝問題，如酮代謝、氮代謝造成腎臟負擔，這兩位醫師都會告訴你研究上面要做修正，除非是已經生病，否則應該不會產生危險。

後來才知道我先前的卡路里減肥觀念是錯誤的，吃太少甚至會影響基礎代謝，雖然會減肥，但之後卻很容易再增肥、恢復原狀。比較理想的方式是加上有氧運動，只燃燒掉身體的脂肪，所以還是要補充足夠的蛋白質等養分。就卡路里來說，怎麼知道足夠？還是利用 APP 來計算，吃之前輸入所吃的食物，如果足夠的話，就會計算顯示出綠色的柱狀圖。

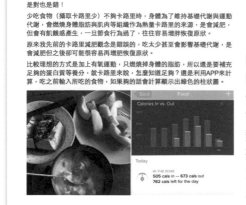

Day ⑩

3/14-1 體重估計 87.4 公斤

吃得少就會減肥？是對也是錯！少吃食物（攝取卡路里少）時，身體為了維持基礎代謝與運動代謝，會燃燒身體脂肪與肌肉等組織作為熱量卡路里的來源，是能達成減肥效果，但會有飢餓感產生，一旦節食行為過了，往往容易增胖恢復原狀。

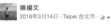
陳楊文
2016年3月14日 · Taipei 台北市 · 🌐 ▾

原來有氧運動可以用脈博心跳率判斷，（220－年齡）＊0.7，運動時當
心跳數到達此數目，表示開始燃燒脂肪！心跳數到120，表示我的身體進
入燒脂模式。

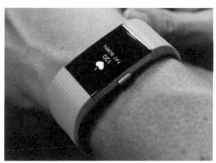

Day ⑩

3/14-2 體重估計 87.4 公斤

原來有氧運動可以用脈博心跳率判斷，（220－年齡）x 0.7，運動時當心跳數到達此數目，表示開始燃燒脂肪。心跳數到 120，表示我的身體進入燃脂模式。

陳楊文
2016年3月15日 · Taipei 台北市 · 🌐 ▾

爬個捷運站約3樓的高度，心跳只到103，不夠有氧，測試要爬到6樓才能
跳到120下，以後都學柯P爬樓梯上下班。健康又節能。

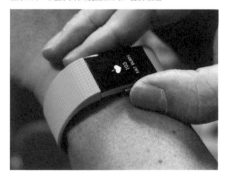

Day ⑩

3/14-3 體重估計 87.4 公斤

爬個捷運站約 3 樓的高度，心跳只到 103，不夠有氧，測試要爬到 6 樓才能跳到 120 下，以後都學柯 P 爬樓梯上下班，健康又節能。

Day ⑩ 3/14

　　斷糖減重進入第二週了，除了身體感覺在排毒之外，家裡舊型的體重計好像沒有太大的變化，乾脆不要去看體重多少。

　　經過這兩週的斷糖，雖然已經習慣了，但是沒有吃到米麵主食，總是很容易感覺飢餓。依此看來，這樣的方法可能支撐不了太久，肚子一餓，就會忍不住想要恢復吃米麵食的習慣，才能滿足口慾及飽足感。於是決定先去烤肉吃到飽，另一方面，也是測試斷糖飲食中所說的，「吃肉」並不會增加體重。

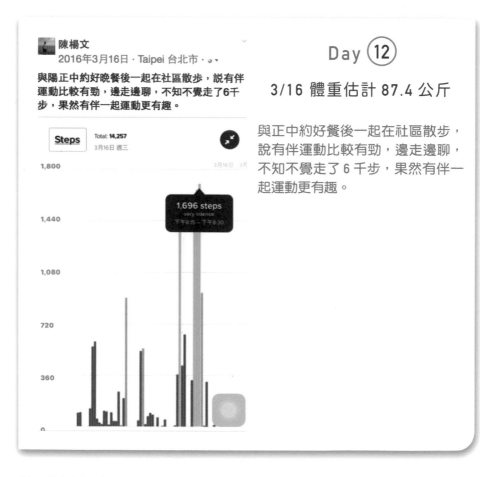

陳楊文
2016年3月16日 · Taipei 台北市 · ...
與陽正中約好晚餐後一起在社區散步，說有伴運動比較有勁，邊走邊聊，不知不覺走了6千步，果然有伴一起運動更有趣。

Steps　Total: 14,257
3月16日 週三

Day ⑫

3/16 體重估計 87.4 公斤

與正中約好餐後一起在社區散步，說有伴運動比較有勁，邊走邊聊，不知不覺走了6千步，果然有伴一起運動更有趣。

陳楊文
2016年3月18日 · Taipei 台北市 · 🌐 ▾

原來減重要減的是體脂肪與內臟脂肪，一下子減太快會把肌肉也減掉，容易又復胖，看來減重最需要的是恆心、運動與控制飲食。照下面這張表來看，3個月5公斤的減重速度是比較適合的。

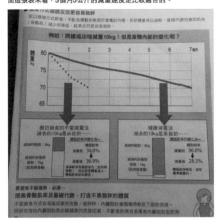

Day ⑭

3/18-1 估計體重 86 公斤

原來減重要減的是體脂肪與內臟脂肪，一下子減太快會把肌肉也減掉，容易又復胖，看來減重最需要的是恆心、運動與控制飲食。照下面這張表來看，體脂計建議 3 個月 5 公斤的減重速度是比較適合的。

陳楊文
2016年3月18日 · Storm Media Group News · 🌐 ▾

好的政府，應該發現公共問題，解決問題。不是坐著等改選或退休。

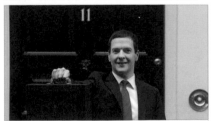

減糖、不然就漲價！英國向兒童肥胖問題宣戰 準備開徵「含糖稅」-風傳媒
英國財政大臣奧斯本（George Osborne）16日宣布，未來兩年要對含糖飲料徵稅，並承諾將稅收用在加強校園的體育經費，以對抗兒童肥胖的問題。...

Day ⑭

3/18-2 估計體重 86 公斤

英國開始考慮徵糖稅了，這也加強我對斷糖的想法與作法。

Day ⑭ 3/18 補充

　　新的體脂計總算到手，除了量測體重，還可以量體脂肪率、肌肉率、內臟脂肪、基本代謝與身體年齡。我後來固定在每天睡醒時量測，並且拍照記錄。後來證實有這樣的紀錄，對我的減重過程非常有幫助。

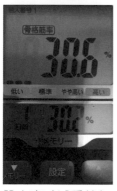
體重（減重前）

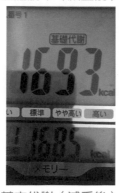
體脂肪率（減重前）

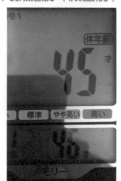
內臟脂肪（減重前）

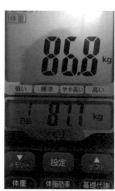
肌肉率（減重前）

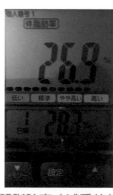
基本代謝（減重後）

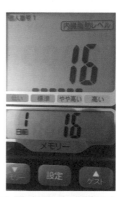
身體年齡（減重後）

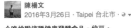
陳楊文
2016年3月26日 · Taipei 台北市 · 🌐 ▼

今晚挑戰這種健康發酵食品，納豆。

Day ㉒

3/26 體重 85.9 公斤

今晚挑戰這種健康發酵食品，納豆。

陳楊文
2016年3月26日 · New Taipei City 汐止區 · 🌐 ▼

自從進行無糖飲食，這些全部都不能吃了。

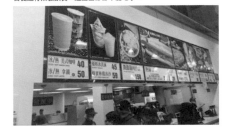

Day ㉒

3/26 體重 85.9 公斤

自從進行無糖飲食，這些全部都不能吃了。

　　當體重停滯不動時，我決定多做自己喜歡的游泳運動，好增加燃燒卡路里。

　　因為水的熱傳導系數比空氣大 26 倍，若在相同溫度的水裡比在空氣裡散失熱量加快 20 多倍。這樣就能有效地消耗熱量。運動生理學者量測過，若在水中游 100 米，消耗 100 大卡的卡路里，相當於陸地跑 400 米，或騎自行車 1,000 米所消耗的卡路里，這也就是游完泳後，常常會感到飢餓的原因。

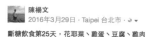
陳楊文
2016年3月29日 · Taipei 台北市 · ⊕ ▾

斷糖飲食第25天，花耶菜、雞蛋、豆腐、雞肉、豬肉成為主食，以前
怕痛風上身避免吃豆腐，奇怪的是，不吃糖後，豆腐怎麼吃都OK，
刻意讓體重緩減，少3公斤，睡眠品質變好，不會失眠。外面的東西
也都不敢亂吃了。

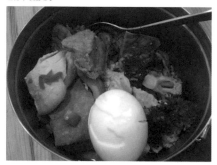

Day ㉕

3/29-1 體重 86.5 公斤

斷糖飲食第 25 天，花椰菜、雞蛋、豆腐、雞肉、豬肉成為主食，以前怕痛風上身避免吃豆腐，奇怪的是，不吃糖後，豆腐怎麼吃都 OK。刻意讓體重緩減下降速度，少 3 公斤，睡眠品質變好，不會失眠。外面的東西也都不敢亂吃了。

陳楊文
2016年3月29日 · 台北市 · ⊕ ▾

要想盡辦法多走路，一天走一萬步，白天走不夠的，晚上就快走把它補
齊。

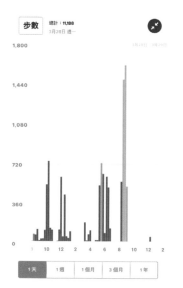

Day ㉕

3/29-3 體重 86.5 公斤

要想盡辦法多走路，一天走一萬步，白天走不夠的，晚上就快走把它補齊。

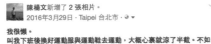

陳楊文 新增了 2 張相片。
2016年3月29日 · Taipei 台北市 · ⊕ ▾

我很懶。
叫我下班後換好運動服與運動鞋去運動，大概心裡就涼了半截。不如不換著工作服就去運動。
我很挑剔。
要走在天空下、樹下、無車流的路上，還好我們社區公園多，可滿足我的要求。

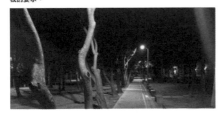

Day ㉕

3/29-4 體重 86.5 公斤

我很懶。叫我下班後換好運動服與運動鞋去運動，大概心裡就涼了半截。不如不換，著工作服就去運動。我很挑剔。要走在天空下、樹下、無車流的路上，還好我們社區公園多，可滿足我的要求。

陳楊文
2016年3月29日 · Taipei 台北市 · ⊕ ▾

今天上班日的運動量，達到目標，可以安心睡覺了。

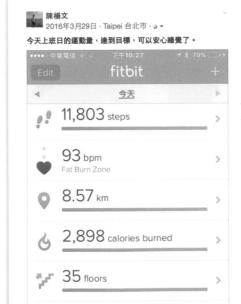

Day ㉕

3/29-5 體重 86.5 公斤

今天上班日的運動量，達到目標，可以安心睡覺了。

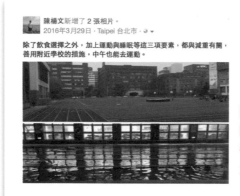

陳楊文 新增了 2 張相片。
2016年3月29日 · Taipei 台北市 · 🌏 ▾

除了飲食選擇之外，加上運動與睡眠等這三項要素，都與減重有關，善用附近學校的措施，中午也能去運動。

Day ㉕

3/29-2 體重 86.5 公斤

除了飲食選擇之外，加上運動與睡眠等這三項要素，都與減重有關，善用附近學校的措施，中午也能去走路與游泳運動。

Day ㉕ 3/29

決定創建 excel 表格來記錄，並且每日量測監視身體各項數據變化。

星期	Week	Sat 六	Sun 日	Mon 一
開始日	Day	1	2	3
日期		3月5日	3月6日	3月7日
健康跡象	體重（公斤）	約 90	89.7	89.4
	心跳率			
	休息心跳	84	83	83
運動量	走路		1,398	NA
體脂計	體脂肪	約 28.3%		
	內臟脂肪	約 16		
	肌肉率	約 30.6		
心理註記	看西脇俊二醫師所著的斷糖飲食決定實踐	建立心理建設	心情平靜，感覺睡眠變好	
雜記		晚餐印度式鹹優格	只吃蛋白質不覺得肚子餓	

陳楊文
2016年3月30日 · Taipei 台北市 · 🌐

今天的無糖早餐，無糖優格＋無調味核桃＋朋友小正手焙 耶加雪咖 咖啡粉，無糖也風味十足。

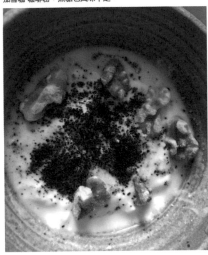

Day ㉖

3/30-1 體重 86.1 公斤

今天的無糖早餐，無糖優格＋無調味核桃＋朋友小正手焙＋耶加雪菲咖啡粉，無糖也風味十足。

陳楊文新增了 2 張相片。
2016年3月30日 · Taipei 台北市 · 🌐

晚上跟正中走河濱公園，共走了一萬步，正中腳程快，我的心跳也處於巔峰狀態。隔天量測脂肪率不太變，肌肉率卻變得少一點，果然劇烈運動是先用掉肌肉內的醣分。

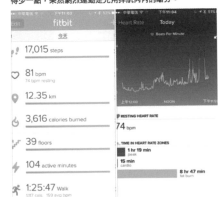

Day ㉖

3/30-2 體重 86.1 公斤

晚上跟正中走河濱公園，共走了一萬步，正中腳程快，我的心跳也處於巔峰狀態。隔天量測脂肪率不太變，肌肉率卻變得少一點，果然劇烈運動是先用掉肌肉內的醣分。

Day ㉗

陳楊文
2016年3月31日 · Taipei 台北市 · 🌐 ▾
老婆回娘家，自己的無糖午餐自己作。
準備一大杯溫開水填飽肚子。

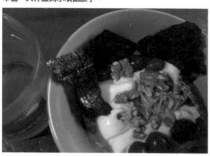

3/31 體重 85.9 公斤

老婆回娘家，自己的無糖午餐自己
做。 備一大杯溫開水填飽肚子。

Day ㉘

陳楊文新增了 2 張相片。
2016年4月1日 · Taipei 台北市 · 🌐 ▾
早上吃納豆水果豆腐的無澱粉早餐。幾乎是亂吃一通，盡量是無糖
（水果與納豆有點糖分），這樣加起來也約有451卡熱量。

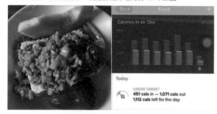

4/1-1 體重 85.9 公斤

早上吃納豆水果豆腐的無澱粉早
餐。幾乎是亂吃一通，盡量是無糖
（水果與納豆有點糖分），這樣加
起來也約有 451 卡熱量。

Day ㉘

陳楊文新增了 2 張相片。
2016年4月1日 · Taipei 台北市 · 🌐 ▾
多年未見的朋友在臉書上重逢，一開口就問減肥要方，我就先反問下
面這兩樣東西可不可以先停吃？
3天，只要先試3天看看。

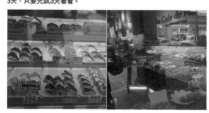

4/1-2 體重 85.9 公斤

多年未見的朋友在臉書上重逢，一
開口就問減肥要方，我就先反問下
面這兩樣東西可不可以先停吃？
三天，只要先試三天看看。

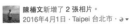
陳楊文 新增了 2 張相片。
2016年4月1日 · Taipei 台北市 · ◎ ▾

在辦公室附近找可吃、可運動的元件，中午休息時馬上可用。
找到不錯的健走公園，這時候才會覺得繳稅繳的甘心一點。

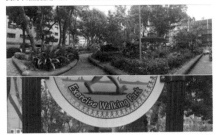

Day ㉘

4/1-3 體重 85.9 公斤

在辦公室附近找可吃、可運動的地
點，中午休息時馬上可派上用場。
找到不錯的健走公園，這時候才會
覺得繳稅繳得甘心一點。

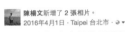
陳楊文 新增了 2 張相片。
2016年4月1日 · Taipei 台北市 · ◎ ▾

明明點的是蔬菜原汁，怎麼喝起來那麼甜？
該不會是加糖了？忘了說我對糖過敏不吃甜。
不然就是台灣的農民太厲害了，把所有的農產品都變甜了，但這不是
我要的啊！

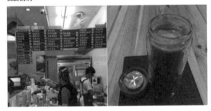

Day ㉘

4/1-4 體重 85.9 公斤

明明點的是蔬菜原汁，怎麼喝起來
那麼甜？
該不會是加糖了？忘了說我對糖過
敏不吃甜。不然就是台灣的農民太
厲害了，把所有的農產品都變甜了，
但這不是我要的啊！

陳楊文
2016年4月3日 · Taipei 台北市 · 🌐 ▾

自助餐也能吃無糖，不過這些菜要90元，不便宜。
吃完怎麼覺得這些菜都甜甜的？難道是加糖去炒？還是錯覺？

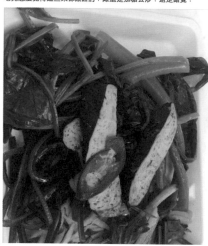

Day ㉚

4/3-1 體重 85.7 公斤

自助餐也能吃無糖，不過這些菜要
90 元，不便宜。
吃完怎麼覺得這些菜都甜甜的？難
道是加糖去炒？還是錯覺？

 陳楊文
2016年4月3日 · Taipei 台北市 · 🌐 ▾

印度式的吃法，把無糖優格當作粥配菜吃。

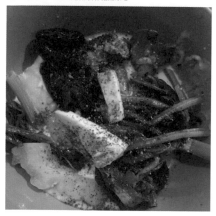

Day ㉚

4/3-2 體重 85.7 公斤

印度式的吃法，把無糖優格當作粥
配菜吃。

陳楊文
2016年4月9日 · Taoyuan 桃園區 ·

一早前往台南成大講能源管理的大數據應用，在高鐵車上享用我的低糖早餐。

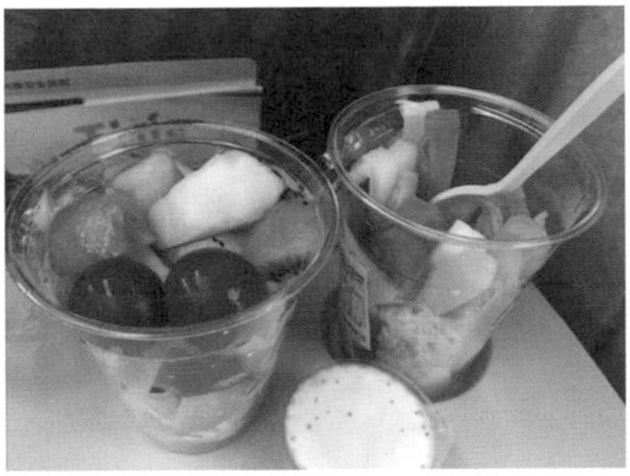

Day 36

4/9-1 體重 85.4 公斤

一早前往台南成大講能源管理的大數據應用，在高鐵車上享用我的低糖早餐。

陳楊文
2016年4月9日 · Taipei 台北市 ·

如果少吃能夠減重
如果多運動能夠減重
這都理所當然
跟你說大吃大喝也能減重
那就奇怪了…… 更多

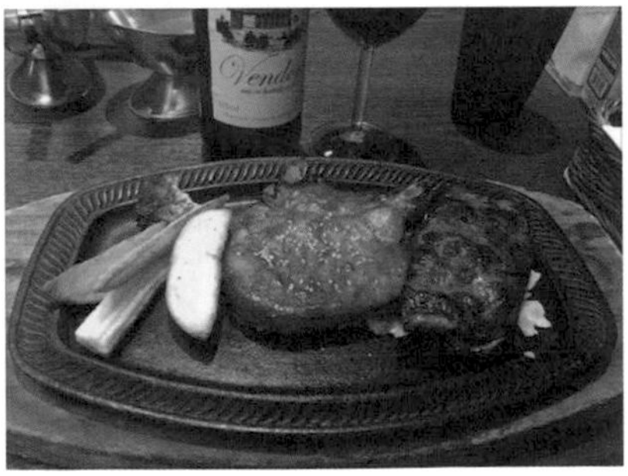

Day 36

4/9-2 體重 85.4 公斤

如果少吃能夠減重，如果多運動能夠減重，這都理所當然，跟你說大吃大喝也能減重，那就奇怪了。關鍵還是在醣類，不碰糖，蛋白質就盡量地吃吧。

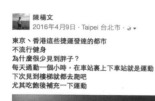

陳楊文
2016年4月9日 · Taipei 台北市 · 👥▾

東京、香港這些捷運發達的都市
不流行健身
為什麼很少見到胖子？
每天通勤一個小時，在車站裏上下車站就是運動
下次見到樓梯就都去爬吧
尤其吃飽後補充一下運動

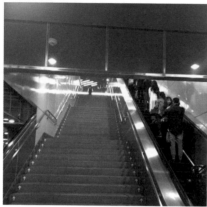

Day �36

4/9-3 體重 85.4 公斤

東京、香港這些捷運發達的都市
不流行健身，為什麼很少見到胖
子？
每天通勤一個小時，在車站裡上下
車站就是運動，下次見到樓梯就都
去爬吧，尤其吃飽後補充一下運動。

陳楊文
2016年4月9日 · Taipei 台北市 · 👥▾

去台南出差，才走9千多步，再補上一千步再回家。

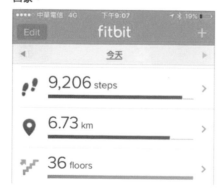

Day �36

4/9-4 體重 85.4 公斤

去台南出差，才走九千多步，再補
上一千步再回家。

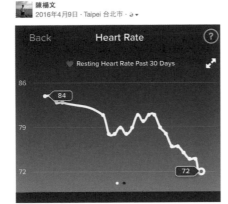

陳楊文
2016年4月9日 · Taipei 台北市 · ⊙ ▾

Day ㊱

4/9-5 體重 85.4 公斤

奇特的是,實行斷糖飲食後,晚上睡得比較好,休息時的心跳率比起實施前明顯降低。

 陳楊文 新增了 2 張相片。
2016年4月10日 · Taipei 台北市 · ⊙ ▾

幾十年工作以來,總是認為假日的休息就是吃喝玩樂,賴在沙發看電視,但到上班前一刻反而覺得更累、更憂鬱。
這兩天假日南北奔波,照以往的想法應該更累才對。尤其今天白天已經奔波走了一萬步,應該很累才對,但晚上決定不"休息",陪老婆再去散步走了7千步,現在心中的感覺反而不累,肉體累,準備睡個好覺。

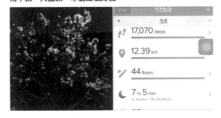

Day ㊲

4/10 體重 85.2 公斤

幾十年工作以來,總是認為假日的休息就是吃喝玩樂,賴在沙發看電視,但到上班前一刻反而覺得更累、更憂鬱。
這兩天假日南北奔波,照以往的想法應該更累才對。尤其今天白天已經奔波走了一萬步,運動量達標,但晚上決定不「休息」,陪老婆再去散步走了七千步,現在心中的感覺反而不累,只有肉體疲倦,準備睡個好覺。

陳楊文 新增了 4 張相片。
2016年4月15日 · 台中市 Chingmei · ❷ ▾

坐火車來花蓮出差,被提醒每小時都要運動一下,只好在車
廂中間原地散步。

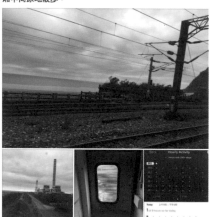

Day ㊷

4/15 體重 84.3 公斤

坐火車來花蓮出差,被運動手環提
醒每小時都要運動一下,只好在車
廂中原地散步。

陳楊文 新增了 2 張相片。
2016年4月18日 · Taipei 台北市 · ❷ ▾

白天久坐辦公缺運動,
晚上就在社區快步燒體脂肪,感謝老天不雨,身上的大數據
庫大可預測,明日體重的趨勢。

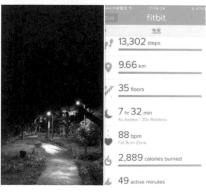

Day ㊺

4/18 體重 84 公斤

白天久坐辦公缺運動,晚上就在社
區快步燒體脂肪,感謝老天不雨,
身上累積的大數據資料庫已能預測
明日體重的趨勢。

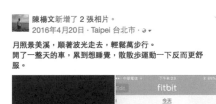
陳楊文 新增了 2 張相片。
2016年4月20日 · Taipei 台北市 · ❷ ▾

月照景美溪，順著波光走去，輕鬆萬步行。
開了一整天的車，累到想睡覺，散散步運動一下反而更舒
服。

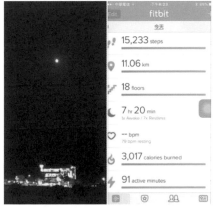

Day ㊼

4/20 體重 83.4 公斤

月照景美溪，順著波光走去，輕鬆
萬步行。開了一整天的車，累到想
睡覺，散散步運動一下反而更舒
服。

陳楊文 新增了 2 張相片。
2016年4月21日 · Taipei 台北市 · ❷ ▾

甜、甜、超甜，整個社會是否有糖上癮，影響健康的問題？

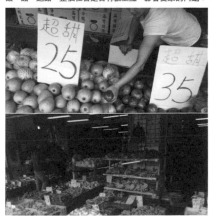

Day ㊽

4/21 體重 83.3 公斤

甜、甜、超甜，整個社會是否有糖
上癮，影響健康的問題？

陳楊文
2016年4月25日 · Taipei 台北市 · ⦿ ▾

飛鼠今晨又來訪，已經連續第三天了，從興奮到想擺脫、不想管牠，三天以來睡眠都被干擾，打壞減重計畫。從我的健康手環的記錄來看，清晨4點左右天剛亮過來的，今天比前兩天晚了許多。

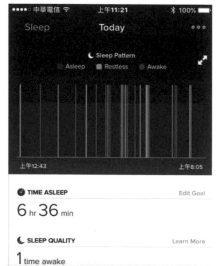

Day ⑤②

4/25 體重 83.6 公斤

飛鼠今晨又來訪，已經連續第三天了，從興奮到想擺脫、不想管牠，三天以來睡眠都被干擾，打壞減重計畫。從我的健康手環的記錄來看，飛鼠是清晨 4 點左右天剛亮時過來的，今天比前兩天晚了許多。

陳楊文新增了 2 張相片。
2016年4月26日 · Taipei 台北市 · ⦿ ▾

Non-sugar/starch meal at 62Fl. of Taipei 101.
這大概會是我吃過最高的無糖飲食，炸排骨＋淡炒高麗菜＋蛋花豆腐湯，出自62層樓下名廚鼎泰豐之手。感謝地主KPMG的用心招待。

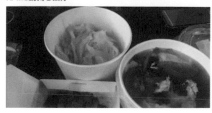

Day ⑤③

4/26 體重 83.1 公斤

在台北 101 大樓的第 62 層為 KPMG（安侯建業聯合會計師事務所）當評審，這大概會是我吃過最高的無糖飲食，炸排骨＋清炒高麗菜＋蛋花豆腐湯，出自樓下名廚鼎泰豐之手。感謝地主 KPMG 的用心招待。

陳楊文
2016年4月27日 · 自由時報 · ⊕ ▾

Thailand star to tax the sweet food products.
民眾開始意識到糖上癮對健康的影響,另外甜的食物排碳量
也相對高,看來斷糖飲食會成為潮流。

吃太甜不健康!泰國將開徵「糖稅」- 國際 - 自由時報
電子報

Day ㊴

4/27 體重 83.2 公斤

民眾開始意識到糖上癮對健康的影
響,另外甜的食物排碳量也相對高,
看來斷糖飲食會成為潮流。

陳楊文
2016年4月28日 · New Taipei City 台北市 · ⊕ ▾

斷糖飲食50多天,減了約6公斤,許多關心的朋友擔心我會因
此損害健康得不償失,我只能回答這是經過慎重研究作的決
定,或許只是適合某些人,只能說是危險動作請勿模仿。出
差到宜蘭,看到這款85%巧克力的低糖冰淇淋,就給他補點
糖回來。

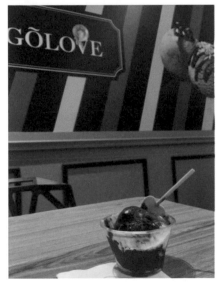

Day ㊵

4/28 體重 83.2 公斤

斷糖飲食 50 多天,減了約 6 公斤,
許多關心的朋友擔心我會因此損害
健康得不償失,我只能回答這是經
過慎重研究作的決定,或許只是適
合某些人,只能說是危險動作請勿
模仿。出差到宜蘭,看到這款 85%
巧克力的低糖冰淇淋,忍不住補點
糖回來。

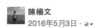
陳楊文
2016年5月3日 · ⊙▾

哇，減重後腰圍少了4寸，舊的褲子穿不住了，只好去買新的，10年來第一次買工作褲，感覺真好。

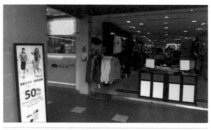

👍 讚　💬 留言　➤ 分享

😊😍 Ruby Lin、方國運和其他 93 人

檢視另3則留言

陳楊文 這樣窄版的褲子（最上方）也穿得上，最下面的是現在穿的。

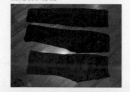

Day 60

5/03 體重 82.7 公斤

哇，減重後腰圍少了 4 吋，舊的褲子穿不住了，只好去買新的，10 年來第一次買工作褲，感覺真好。

陳楊文新增了 2 張相片。
2016年5月10日 · ⊙▾

這個餐點要斷糖不太容易

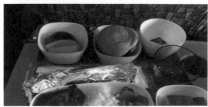

Day 67

5/10 體重 81.7 公斤

出差到泰國，飛機上與當地的泰國餐點要斷糖不太容易。

陳楊文新增了 4 張相片。
2016年5月12日 · 🌐 ▾

試著用高蛋白質、低碳水化合物、好脂肪的想法去組合自助早餐。
水果加蔬菜不加醬汁，亂吃一通，反正我不會是好廚師。
使用前先游10圈游池。

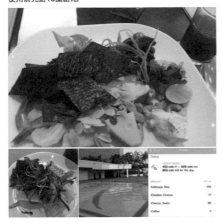

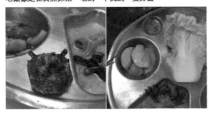

Day ⑥⑨

5/12 出差體重無法量

試著用高蛋白質、低碳水化合物、好脂肪的原則去組合自助早餐。水果加蔬菜不加醬汁，亂吃一通，反正我不會是好廚師。食用前先游 10 圈游池。

陳楊文新增了 2 張相片。
2016年5月13日 · 🌐 ▾

吃飯像是在自然探索，吃到一半找到一隻方蟹。

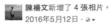

Day ⑦⓪

5/13 出差體重無法量

在泰國小學吃營養午餐，像是在進行自然探索，吃到一半找到一隻海洋方蟹。

陳楊文
2016年5月13日 · ❀ ▾

試著預定飛機上的糖尿病餐，不錯與無糖很接近，只是主餐
是洋芋球，就沒吃。鮭魚是最高蛋白質的肉，花耶菜是最常
吃的菜，只是綠的更好。最棒的是來了一杯溫開水。

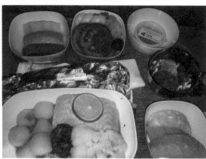

Day 70

5/13 出差體重無法量

試著預定飛機上的糖尿病餐，與無
糖理想很接近，只是主餐是洋芋球，
就沒吃。鮭魚是最高蛋白質的肉，
花椰菜是最常吃的菜，只是綠的更
好。最棒的是來了一杯溫開水。

陳楊文 新增了 11 張相片。
2016年5月14日 · ❀ ▾

幸運渡過泰國美食考驗，體重沒增加，被稱為 " 斷糖教教主
"，好，繼續努力下去……SU、SU（泰文加油）

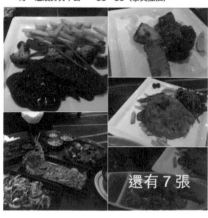

還有 7 張

Day 71

5/14 體重 81.2 公斤

用不吃澱粉的斷糖方法，幸運度過
泰國美食考驗，體重沒增加，還被
稱為「斷糖教主」，好，繼續努力
下去…… SU、SU（泰文加油）。

陳楊文新增了 3 張相片。
2016年5月16日 · 🌐 ▾
回家最好的其中一件事是可以到河邊散步。

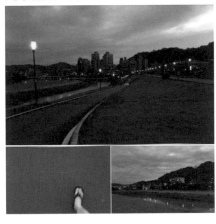

Day ⑦②

5/15 體重 81.2 公斤

回家最好的其中一件事,是可以到
河邊散步。

陳楊文新增了 3 張相片。
2016年5月16日 · 🌐 ▾
想想,越是先進的都市,可以走路與騎腳踏車的機會就越
多。
比較曼谷與台北,住在靠近曼谷機場南方的飯店,出門車水
馬龍難以步行,台北還有地方可去步行運動,東京更不用說
了,除了地鐵交通工具外,雙腳就是最好的交通工具。

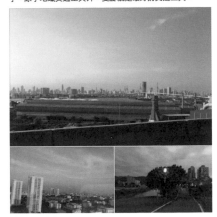

Day ⑦③

5/16 體重 81.6 公斤

想想,越是先進的都市,可以走路
與騎腳踏車的機會就越多。比較曼
谷與台北,住在靠近曼谷機場南方
的飯店,出門車水馬龍難以步行,
台北還有地方可去步行運動,東京
更不用說了,除了地鐵交通工具外,
雙腳就是最好的交通工具 。

陳楊文新增了 3 張相片。
2016年5月27日 · ⊙ ▾

峇厘島人敬猴、拜樹、畏大海。

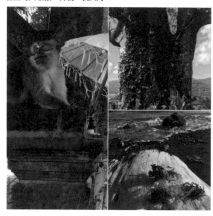

Day ⑧④

5/27 旅遊體重無法量

峇里島人敬猴、拜樹、畏大海。

陳楊文新增了 2 張相片 — 在 ♀ Menjangan
Island....。
2016年5月28日 · ⊙ ▾

今年跳島選擇峇里島的最西端的 Pulau Menjangan，馬來文
意指鹿島。島上以原生住在海邊的鹿群出名，世界上其他地
方很少有這樣的景象：一邊浮潛一面鹿在旁相伴。

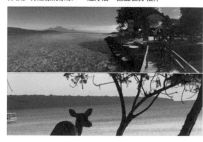

Day ⑧⑤

5/28 旅遊體重無法量

今年跳島選擇峇里島最西端的 Pulau
Menjangan，馬來文意指鹿島。島上
以原生住在海邊的鹿群出名，世界上
其他地方很少有這樣的景象：一邊浮
潛一邊有鹿在旁相伴。

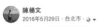
Losing 10kg weight for 79days.
3月5日開始生平第一次減肥計畫，原先預定3個月90天減少10kg，超前在第79天就進到目標減重10公斤。
今天第86天，持續減到79公斤，看來到第90天可能會減少12公斤。

10kg/79days
12kg/90days

Day ⑧⑥

5/29 體重 79.4 公斤

Losing 10kg weight for 79days.
3 月 5 日開始生平第一次減肥計畫，原先預定用 3 個月 90 天減重 10kg，進度超前在第 79 天就達到減重 10 公斤的目標。
今天第 86 天，持續減到 79 公斤，看來到第 90 天可能會減到 12 公斤。減重期間，一度因為高興達標了就鬆懈復胖，於是立刻重新設定目標繼續努力。這個過程，與節能減碳或能源管理的道理一樣，要持續精進管理，同樣是不進則退啊！

 陳楊文
2016年5月31日 · 台北市 · 🌐 ▾

再來62層高的餐廳，享用低糖飲食，感謝比賽主辦單位KPMG的用心招待。
更棒的是，台北科技大學胡教授，上個月聽了我的低碳飲食也試著做，一個月下來減少了四公斤體重，昨晚也跟著吃一樣的低糖飲食。

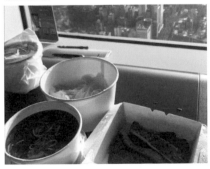

Day ⑧⑧

5/31 體重 79.1 公斤

再來 62 層高的餐廳，享用低糖飲食，感謝比賽主辦單位 KPMG 的用心招待。更棒的是，台北科技大學胡教授，上個月聽了我的低糖飲食也試著做，一個月下來減少了 4 公斤體重，昨晚也跟著吃一樣的低糖飲食。

陳楊文 新增了 2016年7月12日的 3 張相片。
2016年7月12日 · ② · ⚙ ▼

減重達標！
從3月5日到7月12日，共130天減了15公斤。最明顯的是，衣褲都要重新購買，上衣從XXL到M，褲子腰圍40吋到32吋。

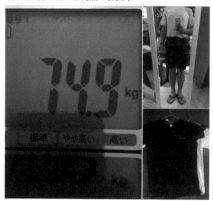

Day (130)

7/12 體重 74.9 公斤

減重達標！
從 3 月 5 日到 7 月 12 日，共 130 天減了 15 公斤。最明顯的是，衣褲都要重新購買，上衣從 XXL 到 M，褲子腰圍 40 吋到 32 吋。

陳楊文 新增了 2 張相片。
2016年8月5日 · New Taipei City 台北市土城區 · ⚙ ▼

上週生日派對吃了生日蛋糕後，又吃了些澱粉類食物，隔天體重爆增1.7公斤。
雖然不想再減重了，但還是要防著復胖啊！
這兩天外食的低糖午餐，樹林日式小餐館與宜蘭的小吃店，都可以實踐我的低糖想法，只是每次都會被店員重問一次：吃飯還是吃麵？

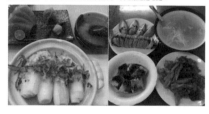

Day (154)

8/5 體重 73.8 公斤

上週生日派對吃了生日蛋糕後，又吃了些澱粉類食物，隔天體重爆增 1.7 公斤。
雖然不想再減重了，但還是要防著復胖啊！
這兩天外食的低糖午餐，樹林日式小餐館與宜蘭的小吃店，都可以實踐我的低糖想法，只是每次都會被店員重問一次：吃飯還是吃麵？

陳楊文新增了 2 張相片。
2016年8月8日 · New Taipei City 台北市宜蘭市 · ❸ ▾

把拉麵變成低糖飲食，不吃麵條，我有把湯喝完，希望廚師不要恨我。

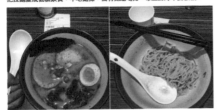

Day (158)

8/8 體重 73.7 公斤

把拉麵變成低糖飲食，不吃麵條，
我有把湯喝完，希望廚師不要恨我。

 陳楊文新增了 4 張相片。
2016年8月19日 · 台北市 · ❸ ▾

Sharing my 10 years marine observations at HsinZhou Images Museu
it is a millstone for taking marine image record.
今晚在新竹影像博物館的演講，分享下海前的短
褲與拖鞋，對觀眾沒有不敬之意，請勿誤會。同時也紀錄自己減重後的
想身材。
衷心希望有一天國人對待海洋生物，能如同陸地動物般地愛護。#海洋
育

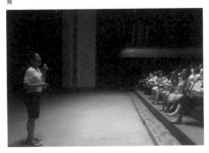

Day (168)

8/19 體重 73.5 公斤

今晚在新竹影像博物館的演講，分享
十年來的海底紀錄，著下海前的短衣
褲與拖鞋，對觀眾沒有不敬之意，請
勿誤會。同時也記錄自己減重後的理
想身材。
衷心希望有一天國人對待海洋生物，
能如同陸地動物般地愛護。

 陳楊文
2016年9月13日 · 台北市 · ❸ ▾

從去年暑假開始，日積月累走了一年，這樣我的健康大數據幫我統計
了相當大堡礁的一圈距離，相當於4,118公里。而地球赤道一圈有4萬
里，等於才走了十分之一圈，就有瘦身的效果。
#Fitbit

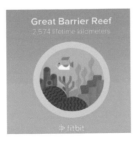

Day (193)

9/13 體重 73.7 公斤

從去年暑假開始，日積月累走了一
年，我的健康大數據幫我統計為「走
了大堡礁一圈的距離」，相當於
4,118公里。地球赤道一圈有4萬公
里，等於才走了十分之一圈，就有
瘦身的效果。

陳楊文
2016年10月2日 · 🏃 ▾

Finish today's 4 hours "X-man" training.
穿上防寒衣下海4小時後,覺得像是完成"X-man"訓練,果然回家後體重創新低。#減肥

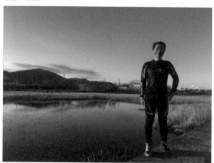

Day ⑫

10/02 體重 72.3 公斤

穿上防寒衣下海 4 小時後,覺得像是完成 "X-man" 訓練,果然回家後體重創新低。

 陳楊文分享了一則動態回顧。
2016年12月8日 · 🏃 ▾

四年前胖腫樣,經過這半年多的減糖飲食,回復到年青時的體型

 5 年前
查看你的動態回顧 ›

 陳楊文
2012年12月8日 · 🌐 🔒 ▾

今年得獎穿的西裝還是與去年一樣,是十幾年前結婚時穿的,只是有點勉強了,我女兒說明年大概會穿不下吧!不過明年還可能得獎嗎? 😄

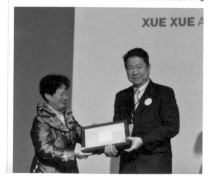

XUE XUE A

Day ⑳

12/08 體重 73.5 公斤

四年前的胖腫模樣,經過這半年多的減糖飲食,已經回復到年輕時的體型。

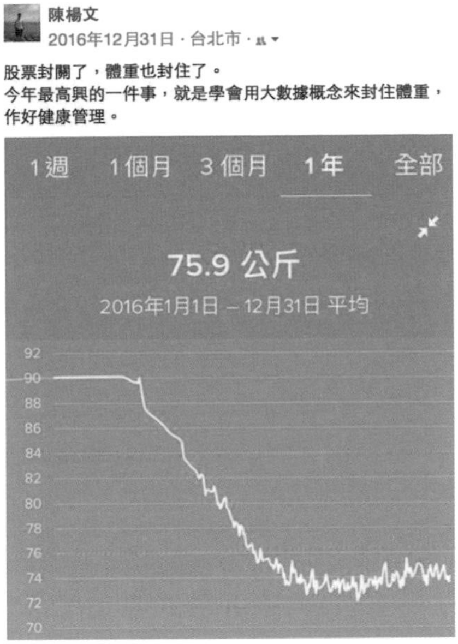
陳楊文
2016年12月31日 · 台北市 ·
股票封關了，體重也封住了。
今年最高興的一件事，就是學會用大數據概念來封住體重，作好健康管理。
1週
1個月
3個月
1年
全部
75.9 公斤
2016年1月1日 – 12月31日 平均
92
90
88
86
84
82
80
78
76
74
72
70

Day 302

12/31 體重 75.9 公斤

股票封關了，體重也封住了。
今年最高興的一件事，就是學會用大數據概念來封住體重，做好健康管理。

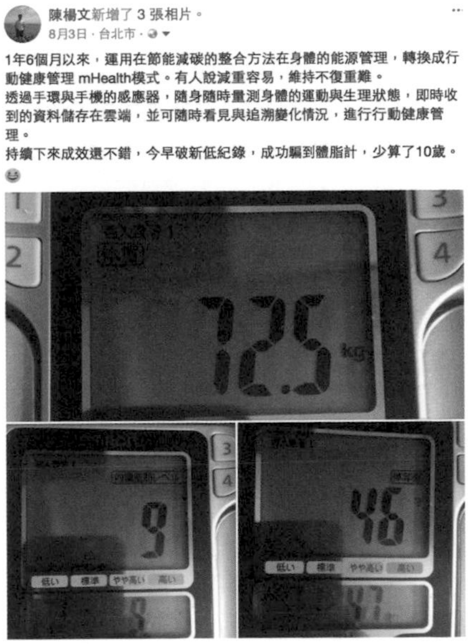
陳楊文新增了 3 張相片。
8月3日 · 台北市 ·
1年6個月以來，運用在節能減碳的整合方法在身體的能源管理，轉換成行動健康管理 mHealth模式。有人說減重容易，維持不復重難。
透過手環與手機的感應器，隨身隨時量測身體的運動與生理狀態，即時收到的資料儲存在雲端，並可隨時看見與追溯變化情況，進行行動健康管理。
持續下來成效還不錯，今早破新低紀錄，成功騙到體脂計，少算了10歲。
72.5
kg
9
46

Day 517

體重 72.5 公斤

一年六個月以來，運用在節能減碳的整合方法進行身體的能源管理，轉換成行動健康管理（mHealth）模式。有人說減重容易，維持不復胖卻很難。
透過手環與手機的感應器，隨身、隨時量測身體的運動與生理狀態，即時收到的資料儲存在雲端，並可隨時看見與追溯變化情況，進行行動健康管理。
持續下來成效還不錯，今早量體重破新低紀錄，成功騙過體脂計，年齡少算了 10 歲。

chapter
2
原來健康是這樣自然

　　體重，是身體能源的狀態。回歸到最基本的本質問題，身體的重量是你吃進多少能源，運動消耗了多少能源，加減平衡後的一種重量狀態。

　　身體體重過重，很明顯就是進入一種「吃進的能源多，用掉的能源少」，生活行為的綜合表現。有沒有可能，讓自己的身體自自然然地回復到健康的狀態？

　　殊不見，每次體檢完之後，尤其是像我這種進入初老年期的中年男子，當體重與脂肪超過標準時，醫生總是會說：「陳先生，你要多運動，少吃油膩食物」。但是這話是從一位跟我差不多年齡、胖胖的醫生口中說出時，我總是有股衝動，想反問醫生大人：「如果真的有效，您自己呢？」

　　這就像我們剛開始因為近視或是老花眼去看醫生時，許多眼科醫師都戴著眼鏡。當然，醫生也是人，難免身體會有毛病。或許，這只是一種「知易行難」的現象。

　　當體重出現問題時，我們直覺反應總會想到是「吃什麼」造成的吧！尋找營養師諮詢時，大致上會出現這樣的結論：均衡的飲食，才能保有健康的身體。但是，怎樣的飲食才算是均衡的飲食？

過去我們所熟知每人每天所應攝取的均衡營養，是源自於美國農業部 1992 所公布的飲食指南金字塔（參考資料 1.），到了 2005 年發布的飲食表，則改變了比例（參考資料 2.），從量多到量少的概念，改為平行的概念；原本認為金字塔底部的碳水化合物應該占膳食比例的最大部分，經過 13 年後，已經逐漸被修正、減少比例（參閱第 103 頁下圖）。

　　我們都知道人的身體組成，有超過一半是水分（男性約 55~65％，女性在 50% 左右）。這兩個營養表都只有提到牛奶，卻都沒有提到水。

　　減肥所減的是身體脂肪，不是水分也不是肌肉。身體的油不只是因為吃油得來的，吃含糖食物或澱粉時，如果沒有消耗掉，就會轉換成身體的脂肪儲存起來。可以說，我們身體多餘的脂肪是來自醣類，而醣類本來是拿來作為燃料或能源使用的。

　　所以無論你是躺在床上動也不動，或是跑 42 公里的馬拉松運動，你的身體都需要能源來使用，這叫做代謝。躺著不動的代謝叫做基礎代謝，而跑馬拉松就叫做運動代謝。基礎代謝是維持身體所有機能或成長所需要的能源，而運動代謝是身體在活動的時候所消耗的能源。能源則來自我們所吃的食物。

　　人的身體很微妙，從能源的角度來看，身體過重表示身體累積了過多脂肪，而脂肪是身體長久以來所演化出來儲存能源的現象，是用來應付沒東西吃、飢餓時所備用的能源。

　　我身體過重的資歷曾經高達 20 年光陰，從體態外表來看，就是腰圍 40 吋，挺著一個多出來的小肚子。脖子粗到晚上睡眠時會打呼、甚至呼吸不夠順暢，造成睡覺時偶爾呼吸中斷，嚴重

影響睡眠品質，長期下來整天昏昏欲睡精神不佳。

體檢時所量到的血糖、血壓、血脂都面臨新高點臨界值，也就是大家所說的高血壓、高血糖，以及高血脂的「三高」問題，健康問題堪憂。而這些健康問題，在我運用自然減重法，並在大數據的幫助下，讓我從先前的 95 公斤，在 100 多天降到 75 公斤左右，更重要的是，整個人幾乎感覺到脫胎換骨，對自己的健康充滿信心，生活品質也大幅提升。而且持續超過一年以上，都沒有復胖。

與我相似年紀的朋友，常常問我怎麼辦到的？

我的回答，確實是老生常談的「控制飲食，多運動」。

這個道理，大家都知道。當我說出「不吃糖與澱粉」也就是不吃「主食與甜食」，很多人就會沉默下來思考，甚至懷疑這樣的飲食方式，並斷然地說「做不到」。

在「多運動」方面，我會說，我每天走一萬步以上。這點就有人感興趣，希望效法。

有人聽完我的說明後，判斷出我的減重能夠成功，是個人的毅力使然。其實，我更要歸功於運用現代的大數據（big data）科技，讓我輕鬆減重成功，並能繼續維持在健康的狀態。

簡單的說，大數據是一種隨時隨地可提供檢視身體能源狀態的設備，像我目前所使用的健康手環，24 小時在監測我的心跳速度、運動步伐數等數據，加上配合我輸入設定的身高與體重值，可以換算出我每日即時所累積走路的公里距離，基本代謝與運動燃燒的卡路里熱量，這些都讓我掌握即時的身體能源狀態。

不單是代謝所消耗的能源量，心率數值也可以讓我知道前一

晚睡眠的長短與品質，知道身心修復的情況，間接瞭解精神健康的狀態。加上每日從體重計量得一次的體重值、體脂肪率、肌肉率與內臟脂肪率。這些數據都記錄在我的手機上，長期以來更可以看出健康狀態以及各數據的走向，以便隨時調整。

　　因此，無論是減重也好，健康管理也好，最終的目的都可以透過這些即時產生的大數據來操作，養成良好的習慣，以便維持自己最佳的健康狀態。

整合數據，達到健康管理目的

　　首先，我們必須體認到人體是個複雜系統，如中醫哲理所說的「人體是個小宇宙」。因此，身體的健康是一種狀態（state），而造成這種健康與否的狀態，其實是由飲食、運動、心情的綜合表現，換言之，也就是長時間生活習慣所造成的。而健康狀態，身體舒不舒服也會反過來影響生活習慣，兩者交互影響。

　　其次，很難有單一因素能夠解決所有的問題。每當我們健康檢查之後，要是有出現異常的紅字時，譬如血壓太高，醫生總是開出降血壓的藥方，並且不忘叮嚀要控制飲食多運動。只是病人能夠定時服藥就很不錯了，多數的病人，很難做到或不知該如何控制飲食與多運動。

　　肥胖的問題是身體代謝的綜合表現，因此很難靠單一處方處理。有越來越多的減重建議都會同時考慮兩種綜合效果，而本書試圖在運用大數據，提出飲食與運動的綜合方法，再加上自己的堅持信念，透過自己親身的實驗，達成有效的減重目標。

肥胖是世界上許多先進國家的共同問題，這樣的說法一點也不為過。根據台灣大學公共衛生學院於 2017 年所發表的報告指出，台灣前三大健康殺手是：高血糖、抽菸與高血壓。這些警訊值得我們步入前老年的中年歐吉桑所警惕，畢竟自己的健康還是要自己顧，身體不健康不單是自己受苦，也可能拖累家人與社會醫療體系。（參考資料 3.）

奇怪的是，我們常聽見某些科學家的研究，說運動不能減重，甚至節食也無法達到減重，坊間所說的生酮飲食，有人說有效、有人說無效，究竟是怎麼一回事？

我覺得最大原因是，現代的醫學科學方法還不夠完善，很難全面去研究複雜的人體，更不用說是差異極大的一群人或一國人民。卻又想要控制實驗條件，運用統計方法，簡化成單一或少數的因素，以至於研究結果數據的解釋，可能會按照不同的假設，而有不同的結果。也就是同樣一個研究議題，可能會導向不同的結論。

要解決這樣的困境，近幾年有突破性的發展。由於感知器的普及與無所不在的網路資料庫，慢慢改變人的看法，甚至改變人生。具體的說，我們已進入到個人行動醫療（mHealth）的世紀。從傳統的單一時間各項健康檢查的一維數據，進展到隨時隨地量測、記錄分析資料，並將連續的一維數據轉化成二維甚至三維的圖像。簡言之，就是看見身體的健康狀態（state）。而影響現有的健康狀態的因素，是自己的飲食與運動生活型態（pattern），也就是自己身體的能源組態。若有自己的量測數據，更能清楚了解哪種方法對自己最為有利。

目前國人各年齡層過重與肥胖比率

單位：%

年齡層	合計	男	女
18~24 歲	23.20	31.09	14.53
25~34 歲	31.74	44.48	18.48
35~44 歲	40.09	55.66	24.72
45~54 歲	44.64	56.09	33.80
55~64 歲	48.32	56.06	40.73
65 歲以上	47.88	49.22	46.70

註 1：上述結果摘自衛福部 2017 年出版之「健康促進統計年報」
註 2：依衛福部公告，過重標準為 24 ≦ BMI ＜ 27，肥胖標準則為 BMI ≧ 27
註 3：標示紅字部分為國內整體或男女個別觀察後，過重與肥胖率最高的年齡層比率

資料來源：衛生福利部國民健康署

啟動減肥模式，
工業 4.0 時代的大數據減肥

　　三年前（2015）我到東京上野，趕時髦與貪圖免稅買了一支運動手環，當時只是為了計算在日本東京與輕井澤旅行時，到底走了多少步伐。因為在日本旅行不是搭乘電車就是走路，常常逛到腳都變成鐵腿了，所以非常好奇自己透過旅行，到底可以走多少步伐？

　　沒想到買到一支可以量測心跳速率的運動手環，當時傻傻的，也不知要如何使用，更不用說懶得下載手機上的運用軟體 APP，而且又不習慣長時間帶著手環。所以這支運動手環，老實說，還真的不太有用，用了一陣子，就擺著不用了。

　　直到自己開始減重的初期，希望更準確地記錄運動量，才又戴起運動手環，並且認真地下載手機 APP。這下有趣了，這個手環看似並沒什麼了不起，只不過可以量測到走路的步伐，而這個步伐嚴格地說也不是那麼準，另外手環內部有兩個閃閃的小綠燈，是用來量測心跳的。厲害的是，當我把年齡、性別、身高、體重輸入手機上的 APP 軟體資料庫後，就可以即時地計算出燃燒的卡路里，而且最棒的是，這些數據都會記錄下來，不但能透過簡單易懂的圖形一目瞭然現有狀態，並且能清楚掌握體態隨著時間變化的情況。

這就是大數據（**big data**）的樣貌。

有人會認為大數據就是要有很大量的數據，但我更認為，大數據是一種隨時感測與記錄的過程，數據可安全儲存在雲端的資料庫，並與其他的個體比較分析，甚至連繫。

舉例來說，量測心跳的感測器，幾乎是每秒閃動一次，然後平均每 15 秒記錄一筆資料，這樣一天至少就有 4×60×24=5,760 筆數據，一年就有二百多萬筆數據。當然有人認為這只是小兒科的數量，但是這些數據都存在雲端，當雲端儲存有幾十萬人的資料量時，就真的形成海量的數據庫，無法用人工一一判讀，需要靠機器學習的方法來分析與提供服務。

因此，這個手環的 **APP** 程式常會冒出訊息來，你今天睡眠情況如何，建議你要怎麼做，最後不忘問你，你喜歡還是不喜歡這樣的建議？如果你回答的話，無論答案是肯定或是否定，其實就是在進行對機器學習的訓練。而學習，也是大數據庫的特色之一，就是機器判讀你的資料，然後給予的回饋建議，剛開始可能是隨機，或是根據程式設計師給予的一些建議組合邏輯。但是經過幾十萬人多次的回答互動，這個機器（其實可能就是仿造生物的神經網路邏輯）就會越來越厲害，給予的建議將越來越準確。

我們當然不是要來設計大數據庫，或是機器學習的邏輯，而是我們要比它更聰明。我們需要整合這些數據，成為有用的資訊，並且依照個人的需求，來達到綜合減重的目的。

所以當機器透過感知器學習我們的生理與行為，我們也在從這些數據中學習，學習如何讀取數據並且有效地減重。

對於減重這件事，我發現一件非常重要的事，就是 **APP** 程

式雖然有重量紀錄，但是運動手環卻無法感測我們的體重，可是要減重，怎麼可以沒有體重數據來參考呢？

當我把每日從體脂計量測到的體重數據輸入 APP 後，再結合手環與體重計兩個感測器，我發現這一切都變得有意義了。

我從數據中看到自己身體的變化，也連結到現實世界中自己行為習慣包括：膳食、運動習慣與睡眠的改變。這是大數據中非常重要的一環──各元素與彼此之間互動的過程。

傳統的科學研究設計，常常會受限於統計學的規範，以「化繁為簡」來控制變因，並相信樣本數如果夠大的話，就能追求到真實的情況。而大數據的思維剛好相反，往往是先由簡變繁（累積數據量），再從繁（大量數據）之中學習規律的模式（Pattern）。剛開始數據可能很簡單，隨著時間遞變，數據越長越大。所以在讀取數據的初期，常常會經過一小段時間的探索期，才能找到確實的關鍵。

本書第一章以日記的型態撰寫，為的也是想完整記錄在探索期那個懵懂不明的歷程，一開始的判讀可能會出差錯，或回饋數據還不夠近似現實，但隨著越來越多的資訊的累進，就越能發揮更大的效能。

大數據正在改變這個世界，全球有一半以上人口的生活受到大數據運算思維方式的影響。本書希望能夠與更多人互動，透過資料的累加與人工智慧的自我學習，找到有效達成體重減輕的健康途徑。

大數據為何這麼厲害？

臉書（FB）與 Google 地圖就是最好的例子。

為什麼 FB 知道你的好友是誰？知道你大約什麼時候想做什麼事？又為什麼 Google 地圖導航會告訴你車況，避開塞車路段，帶你抄小路走捷徑？

我的答案是：因為大數據建立了互動模式，也就是不斷學習經驗從中找出最佳的方法。

在臉書上你對朋友按讚與貼文的類型，這些行動都化成數據（data），上傳到臉書的超大型資料庫並予以結構性地儲存，這些個別的數據，讓臉書這個機器學習到許多資訊（information，有意義的數據群），而大數據演算法是仿造人類或生物的神經思維的方式，也就是學習的機制，學習得越多，就越聰明，越能應付複雜環境的變化。資訊的輸入與反應就是互動，而互動就是一個學習的機制。

譬如，Google 地圖導航為什麼可以知道哪裡塞車，是因為同一時段，有很多車輛正在使用 Google 地圖程式，在地圖上定位以及顯示車輛行進的速度與方向。當某個路段塞車時，這個路段所有使用 Google 地圖車輛上的手機，就會把行進的數據傳到雲端資料庫，讓大數據判讀，當行進速度非常慢時，地圖上的道路就會出現橘色（車流慢）、紅色（車流極慢）甚至紫紅色（車輛幾乎不動）。

大數據慢慢在改變我們現實的世界，以下是大數據與傳統統計方法的比較。

大數據與傳統統計方法的比較

	傳統統計	大數據
取樣	受限於人工取樣（sampling）需要大量資源	可用感知器（sensor）來創造大量數據
時間	單點或是一段時間	只要機器不故障，可持續收集資料
資料流	主要靠人工輸入	透過無線網路即時傳輸資訊
儲存	個人或個別團體硬碟	雲端數據庫
運算分析	數學方程式運算，線性（Linear）關係	仿生物神經運算，屬於非線性（Non-linear）關係
特色	收集資料範圍的精準，但沒有學習能力。	有出錯的可能，但是可以從錯誤中學習修正，建立精準判斷的能力。

探索減重之旅的數據資料

　　剛開始照著西脇醫師的《斷糖飲食》改變飲食習慣，還不知該如何有效地進行減重。但是由於確實感受到身體的改善，增加持續減重的信心，慢慢興起量測與累積數據的興趣。

　　除了控制飲食進行減重之外，也重新戴上原本棄之不用的運動手環，確實記錄走路的運動量與心跳率。還去添購新的體脂計，取代舊有的體重計。體脂計除了可以量體重與換算身體密度BMI之外，亦可用微電流量測身體的脂肪率、內臟脂肪率與肌肉率、基本代謝率。

有了這兩樣記錄器，就好像買一個 GPS 來追蹤所走過的旅程，也開啟了我的減重之旅。

儘管人體不是機械，但吃進多少、運動消耗多少，都可以精確算出，有了這些數據，才更能夠推算出個人食量、運動量與體重的關係。

體重是數據庫的核心指標

剛開始量體重時，往往是想到就去量。慢慢發現在不同的時間點，所量出的體重也不盡相同。為了更精準記錄自己的體重變化，我決定在每天清晨體重最輕的時候量測，也就是每天起床上完廁所後，再量測體重，並且記錄體脂計上面的各項數據。

體脂計雖然也可以記錄個人每日所量到的數據，但是對我這樣年紀較大記憶力較差的人來說，只能記得最近幾天數據的變化，因此我選擇像寫管理日誌一樣，在 excel 上作記錄，同時也把數據同步輸入到手機上的 APP 程式上。

在 excel 輸入數據的好處，除了可以繪出圖表來檢視變化，還可以隨心所欲設計自己想要的格式，與填寫筆記。

而手機上 APP 健康管理程式的優點，是有現成的程式不需要另外設計，如果結合運動手環來使用，其運動量與心跳量更無需手動輸入，只要按一下「同步」鍵，就可以更新資料，並透過無線通訊，將數據傳到你在雲端上的帳號，記錄在雲端硬碟中。只要帳號在，隨時可以查看過往的各項數據，不用擔心萬一手機壞掉，資料會隨之消失。

過去一年半以來，我逐漸養成了每天把體脂計的兩項數

據──體重與體脂肪率，輸入到手機的習慣，並且在減重初期，為了探索哪些數據對體重與健康管理有顯著影響，我會再把體脂計上的所有數據記錄在電腦 excel 表單上。

我慢慢理解到，當越來越多的數據被記錄下來，並常常去檢視時，除了解答我在研讀許多減重資訊的種種疑惑，還能夠分辨哪些資訊對自己的身體最有用。當程式把大量的數據轉換成圖形，原本單一的數字，都產生了意義。我發現自己的體重減少之後，體脂肪率也隨之下降，也就是在減重的過程中，同時也減少了身體脂肪而不是身體肌肉，以數據來確定減重的過程是否正確、健康，更能堅信自己的想法與作法。

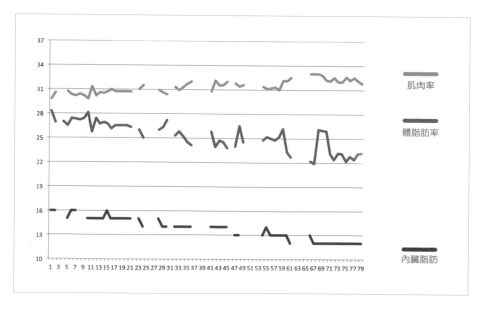

自己所做的減重記錄，可看得出來，減重時體脂肪率跟著下降，肌肉率隨之上升，且內臟脂肪也下降。顯示這是一個減少脂肪而非減少肌肉的健康減重過程。

與身體對話，自我量測才是王道

　　人體是個小宇宙，與其汲汲探索外在世界，不如先了解身體這個小宇宙。

　　這是我親身經歷的故事。

　　有痛風經驗者，就知道痛風發作起來，只要一個小動作就會引起疼痛，很難忍受。某個夏日，在豔陽高照的晴空下，我騎腳踏車當作運動，可能是因為太久沒喝水，左腳的拇指關節竟然腫脹起來，痛風又發作了。那時，我剛好路過一家教學醫院，附近又看不到藥房，心想就近到醫院去診治吧。於是跛著腳，一拐一拐地走進醫院，因為是第一次來，就到服務台詢問有沒有家庭醫學科？志工回答沒有，於是又問，當下有沒有哪個科還可以掛診的。

　　結果只有胸腔科是還可以掛號的，心裡傻傻的想，反正都是醫生，應該也可以吧？加上前幾年騎車發生過小意外，胸部有挫傷，當時也不知道有沒有傷到肺部，不然就順便做做胸部檢查吧。

　　果然，看診前，我先被要求去作了 X 光，然後待診。等了許久，總算輪到我了。

　　一進去診間，就看到醫師深鎖眉頭，低頭看著螢幕上的 X 光片，心情看似沉重的、慢慢地宣告，「你已經不行了」，我被判了健康上的死刑？

　　我聽之後了，噗哧笑了出來，問醫師：「是我嗎？」又善意地告訴醫師我的名字。

　　醫師不動聲色，臉上泛出螢幕閃動過的光澤，搜尋正確的 X 光片，然後問我怎麼了。這時候換我不好意思地跟醫師解釋，其實是因為痛風發作才來的，醫師耐心地聽完我的陳述，沒有說什

麼。頓了一下，我自知理虧，想要溜走。最後怯怯地問：「請問我的肺還好嗎？」醫師點了一下頭，不改語調地說：「沒問題」，我覺得很羞愧，感謝醫師大人的諒解，我不是吃飽閒著來搞亂的。

過了 40 歲之後，常被家人朋友鼓勵去作體檢，隨著每次的體檢，血壓越量越高，幾乎到了臨界值。直到有一次到某診所健康檢查，照例量血壓、抽血、驗尿等回診時，遇到一位蠻親切的醫師，很仔細地說明我的身體的狀況，並問我是否願意吃降血壓的藥。我問：「會不會很貴？」醫師說：「健保會給付，只是高血壓需要長期服藥，我會開給你慢性病連續處方箋，你每兩個月要來拿一次藥。」我心裡想，反正不用出錢，就答應試試看吧！

拿了藥之後，才開始煩惱，每天要吃呢，而且我現在人還好好的，也感覺不到高血壓的任何不適症狀，若長期吃藥，會不會傷到腎？於是，打電話請教年長我十歲的大哥，因為他常做健診，應該經驗比我多。我大哥聽了我的狀況建議我先不要吃藥，最好是去買一台血壓機，每天起床時先量血壓，連續量一週，看看血壓是否超過標準值。結果，連續量了一週，血壓雖然高了一點，但都在安全值之內。

雖然如此，我還是每兩個月被藥局通知去領藥，有時候人在國外，有時候實在太忙，想要忽略不管，但又被藥局鍥而不捨的誠意所感動，所以還是會特地跑一趟藥局。其實拿回來的藥我一顆都沒吃。自己偶爾量血壓，也都還在安全範圍內，加上身體也沒有什麼病症，覺得不吃藥是正確的選擇，只是有點對不起醫師與藥局的好意。

我年輕時，曾經在醫學研究所做過幾年研究，當時每天日以繼夜地以大白老鼠作痛覺的神經傳導研究，目的是用不同頻率的電療波去「阻斷」痛楚神經的傳遞。儘管多年之後，發現這個療法被廣泛地用在復健科上。我女兒學習跆拳道，腳部韌帶受傷後去掛復健科，就要連續做六次的電療。我個人對於這方面的研究，心中充滿太多疑惑無法釐清，最後還是失望地離開這個研究工作。

行動醫療（mHealth）時代來臨

　　在醫學臨床研究新的療法時，大家最能接受的實驗驗證方法，就是隨機分派臨床實驗（Randomized clinical trial, RCT），這是以隨機抽樣將樣本分組，所進行不同的試驗。例如研究某藥物是否對糖尿病病患有療效時，會將嚴重程度相近的一群糖尿病患樣本，經隨機抽樣分成實驗組與對照組（控制組）以進行不同測試。

　　RCT 的困難之處在於每個病人的狀況不同，換言之，每個病人對測試的療法會產生什麼反應，可能取決於眾多因子，如先天的基因、性別、年齡、飲食情況、病情的嚴重性，或其他的健康問題……等眾多因素。也就是說，影響測試療法的因子非常多，即使限制測試病患的條件，要找到符合所有特性的機率可說相當少，這正是臨床實驗者所面臨最大的難處。

　　然而每個人所擁有的各種複雜因子，正是醫師每天必須面對的難題。面對病患時，如何挑選對於眼前獨特的病患最有用的療法，即使知道已經證實有效的各種療法，還是要考慮病患的種種

情況，「對症下藥」其實是非常難以精準判斷的。

　　現今醫學上使用「個人交叉臨床實驗」（N of 1 trial）可能是克服 RCT 困境的方法。亦即一個受治療者，就是整個研究的案例，也就是針對一個人的隨機臨床實驗 RCT，儘管無需花費大量的資源去設計一群難以控制變因的對照組，要累積一個人的龐大數據，仍需消耗大量的資源與時間，可能曠日費時，所費不貲。而此時個人的行動裝置，就能扮演隨時記錄病程的角色，病人無需常去見醫師，透過行動裝置所量測的相關數據，可以隨時以無線傳輸傳給醫師記錄與診斷。把行動裝置用在醫療與健康管理上，稱之為行動醫療（mHealth），也是個人化的醫療，這種方式勢必成為二十一世紀科學研究的「聖杯」之一。

自己的身體自己量

　　「自己量測自己的生理狀況，這樣準不準？」朋友充滿疑問地問我。我理解朋友的想法，認為醫院或健康單位的儀器應該比較準吧？問題是，只量一次與量個幾萬次，哪個數據會比較接近真實？

　　反過來說，如果同樣的生理數據，醫院根據專業訓練，可以幫你量個幾萬次，當然有可能比你自己用家用儀器量個幾萬次準確。問題是，醫院只會幫幾萬個上門的求診者量一、二次，絕無可能幫你一個人量上幾萬次。這種比擬就如同前面所說的，隨機分派臨床實驗（RCT）對上個人交叉臨床實驗（N of 1 trial）。

　　這兩種方法，我個人相信後者比較接近自然。當然醫療單位如果能夠掌握幾萬人的幾萬次個人交叉臨床實驗（N of 1

trial），那可能就會是接近準確的自然真理。幾萬人甚至幾十萬人的個人幾萬次數據，相乘起來就是幾億到幾百億數據，就是所謂的大數據（Big data）。掌握大數據庫的往往是資訊單位，有了大數據之後，接下來，誰會分析這些資料呢？或許需要醫療與資訊雙方的共同合作。

但是，我實在等不到這樣的合作發生，再根據雙方研究出的結果跟隨操作。我覺得這種等待太無趣了。既然身體是我自己的，我也買得起感應器與通往雲端的資料庫，為何不能自己來操作看看。如果成功的話，我也能將所知開放分享給任何人，資訊的開放與分享，不就是本世紀人類最偉大的精神嗎？

或許有人會擔心大數據涉及個人隱私的問題，會被有心人士利用。我則是想，所有量測到的數據都是過去的我、歷史上的我，「未來的我」對他人來說恐怕永遠是個未知數，如果覺得我的數據與資料有用的話，那就請便吧！

審視過去的體重數據，是一件非常有趣的事，在減重的過程中，體重線可不是如溜滑梯般平順下滑，而是呈現鋸齒狀的來回起伏。回想起來，這是一種掙扎的過程，一種從「好吃懶做不知節制」到「隨時隨地運動與放棄甜食」間的轉換。

只喝白開水，放棄甜食，不吃飯、麵條、麵包，剛開始確實會飢腸轆轆，但是每次我都會想像，此時身體正在改用脂肪燃料，幫我燃去備存的脂肪，不要拿我身上的肌肉去燃燒，是我真正需要的減重結果，而體重確實會反應下滑。

而每次體重線的凸起，就象徵是一次減重的彌補作用。我的彌補方式往往是去吃到飽餐廳，痛快地吃生魚片或是烤肉等蛋

白質，也就是所謂的「大魚大肉」，我實在不想跟朋友說，我是靠大魚大肉減重的。但是我的訣竅還是不吃澱粉與人工食物，譬如，有人喜歡點聞起來超香的脆皮濃湯，我是完全敬謝不敏，因為烤得香香的脆皮背後，往往是含有反式脂肪酸與澱粉。

另外，我原本就不嗜甜食，什麼甜點都可以拒絕，但冰淇淋我完全抗拒不了。這也是我完全不吃甜品後，最大的補償源。

每天早上起床後，當全身「淨空」所有負擔後量測體重，數字會告訴我昨天的飲食狀況，是否已經反應到今天清晨的體重數字。

收集大數據，整合健康狀態

從字面來看，大數據（big data）是一種海量數目的資料庫。但是從數據的獲取與儲存、運算處理、運用管理三個階段來說，都開展一種新的資料處理方式，甚至可以說，大數據是一種更能反應真實世界、更能聰明有效地處理真實世界的巨量資料。難怪 MIT 的 John Guttag 老師會預言：「我相信在下個十年內，電腦科學家，將會比地球上其他的人，更能改變醫學。」

相較於傳統統計以族群為對象，本書試圖用個人的長時間資料（一年以上）來觀測與進行健康管理，而以減重與維持體重作為健康管理的指標。

數據的獲取與儲存

除了洗澡與游泳外，每天 24 小時戴上有偵測心跳率與步伐的健康手環，每天固定在起床後使用一次體脂計。

測量之後，所獲取的資料，將體脂計的體重、體脂率輸入在事前安裝好的手機 APP 軟體中，同時也將運動手環前一天的資料同步備份在手機的 APP。儲存在手機中最大的好處是，可以隨時查看自己身體的能量狀態，也就是體重與體脂肪率的增減。

量測頻率

	感應器
光學心率感測器	每秒
體脂肪計	每一天
血壓計	每一天，連續一週後，如血壓正常可以暫停。之後改每個月量一次。
血糖機	每三個月，可透過社區健診免費量測。

運動手環 APP 數值紀錄分析介面

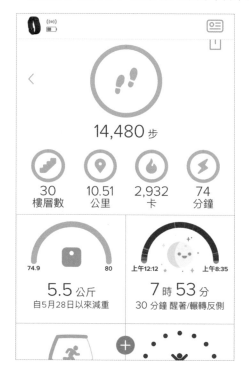

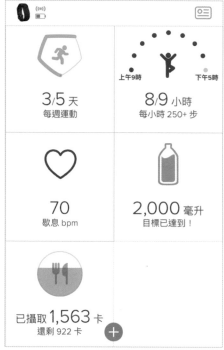

以運動消耗能量為導向的手機 APP，開啟程式後，其即時資料顯示圖示（icon）：

一天所累積走路步伐數：14,480 步
爬樓梯的樓層數（30 樓）、行走的距離（10.5 公里）、消耗的卡路里量（2,932 卡）、有氧運動的時間（74 分鐘）。

下方資訊顯示：
與設定減重起始日的體重差異（5.5 公斤）、前晚睡眠時間（7.53 小時）、一週運動時間（3/5 天）、
每小時 250 步（運動品質）、即時心跳與靜息心率、飲水量（2,000 毫升）、攝取卡路里（1,563 卡）。

這些數據即是顯示身體的能量狀態，體重相當於消耗能量與攝入能量之間的平衡。運動手環即時量測，隨著時間而改變，量測值每天凌晨會歸零，重新量測計數。

休息心跳率、睡眠、每小時與每週運動量，可以透過運動手環自動量測，但是體重需要從體重計或是體脂計量測後手動輸入。我是養成每天清晨起床上完廁所後，使用體脂計量測身體的淨重狀態。飲水與食物攝取的部分也是另外自行輸入。

運算處理

數據庫的大量資料，如果只是呈現出即時的數字，很難從數字中看出端倪。當這些數字經過運算處理後，轉變成隨著時間變化的圖形，以及將不同時間所統計的圖形分層結構化，就變得非常清楚、方便使用者閱讀，這叫做可視化（visualized）過程。

怎麼理解變化的資料呢？這就是觸控螢幕的好處，對著任何一個圖示（icon）按一下，就能進入下一層更細分或是統計的數據庫。

譬如，選取按下步伐數的圖示，就可以進入下一層的步數統計資料庫，其中有統計數據與每日數據兩種，可以選擇右上角的雙箭頭，看過去一週、一個月、三個月、一年的統計步數；或是選擇下方不同日的步數，按進入後是該日每15分鐘的累積步數。

又譬如，使用介面上的里程數，按下就可以進入下一層的里程統計資料庫，其中有統計數據與每日數據兩種，可以選擇右上角的雙箭頭，看過去一週、一個月、三個月、一年的里程數；或是選擇下方不同日期的里程數，按進入後是該日每15分鐘的里程數。

步數統計資料庫

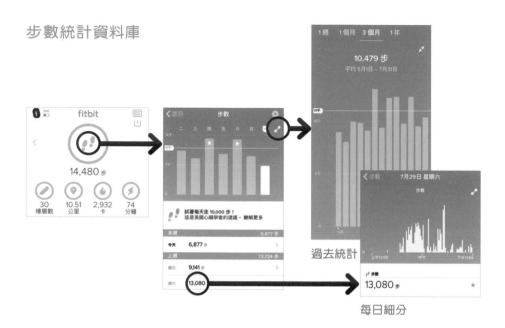

過去統計

每日細分

里程統計資料庫

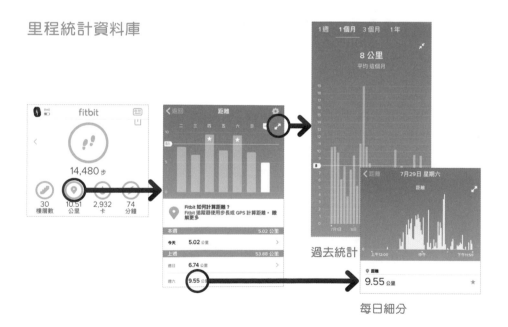

過去統計

每日細分

體重、體脂率、肌肉與脂肪重、BMI

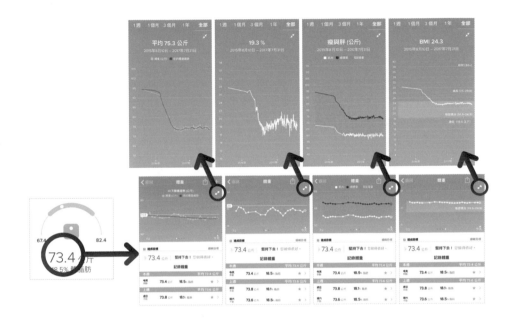

　　此使用介面前五項的資料庫顯示方式，一樣是三層結構。我自減重以來，已經使用過三支運動手環，不同款式的運動手環所對應的 APP 介面或許不太相同，但功能是大同小異的。

　　減重者或是做健康管理最關心的，無非是體重的變化，但這個數據運動手環無法感知，須經由體重計量測後手動輸入，但仍舊可以用 APP 程式圖像化，以及根據個人先前所輸入的性別、年齡、身高等，換算成體脂率、肌肉與脂肪重、BMI 等另外三項身體參數。在此四頁參數的每頁右上方，都可以看見在不同時間軸：一週、一個月、三個月、一年與等時間的趨勢變化。

運用管理

運用現代管理學之父彼得・杜拉克（Peter Drucker）的智慧目標管理 SMART，我們的體重，如同企業或組織一樣，是可以在合理的範圍中被善加管理的。

所謂的智慧管理 SMART 指的是對應英文的五個字母，S 指的是「特定或是專一」Specific，M 指的是「可量測」Measurable，A 指的是「做得到的」Attainable，R 指的是「關聯」Relevant，T 指的是「根據時間變化的」Time Based。

我在減肥上的 SMART 運用以及之後維持體重的健康管理上，運用這個 SMART 智慧理論，確實能達到標準體重的效果。三高的問題，經過這樣的健康管理後，也落在標準值內。

我所採取 SMART 智慧減肥法，首先，設定減重目標為體重的 10%，也就是以先達到體重的 80 公斤為目標。令人興奮的是，我以 2016 年 3 月 5 日作為減重的起始點，因先前從不量體重，所以就以當時約 90 公斤的體重作為減重的基準線，而事實上，我在這不久前的體檢報告甚至高到 95 公斤。因為一開始想減重時，並沒有設定要減重多少，純粹只是看了《斷糖飲食》，想嘗試看看是否有效。剛開始確實明顯感受到身體有所改變，但是體重該如何減，並不清楚。直到運用大數據的概念，才慢慢有進展。

第一次的減重規劃便設定從 90 公斤當基準線，減重 10% 開始記錄。結果，第 79 天就達到 80 公斤的目標。當達成這樣的目標後，各種運動與飲食習慣已經確認可行了，後來又以身體密度 BMI 為依據，再設定調降 5 公斤，從 5 月 7 日減重的第 84 天，體重 80.7 公斤，到 7 月 14 日第 132 天，體重突破 74.9 公斤，達到理想目標。

怎麼做到的？

當要開始減肥前，先衡量自己的初始能源狀態，也就是體重、飲食與運動狀態，將體重目標設定在減少 10% 的體重，同時增加運動量或運動的時間，與飲食選擇的改變。整個過程都運用大數據系統，隨時量測與觀察身體運動量與每天的攝食量，儲存資料與觀察各項參數的圖形，直到達到目標。

未來的大數據學習

這樣的數據資料庫系統只是一個開始，目的是訓練人工智慧（Artificial intelligent, AI）從感知收集資料，制訂不同系統彼此間互聯溝通的通訊協定（protocol），到訓練人工神經網絡與機器，學習從各式累積的動態數據中，推算判斷出更準確的建議以回饋使用者。這整個過程，可以說是大數據運算。無需擔心人類因此被機器控制，因為整個過程都是透過人來設定運算邏輯（algorithm），是人在訓練電腦機器，利用機器能 24 小時持續運作的特性，甚至可以取代人工監測，適時為使用者提出最貼切的建議。

對我而言，最後整合 APP 資料與我自行記錄的數據，可以看出長時間各種數據之間的關聯。運動時消耗身體備存的脂肪，變成三磷酸腺苷（adenosine triphosphate, ATP）能源提供肌肉運動量，再透過飲食控制，讓身體如願地燃燒掉分布在各處的脂肪時，體重也就能如願地減輕。因此，持續地運動，絕對是減重最有效的方法。難處是需要持續運動多久才能達到減重的目標？我相信每個人的狀況不盡相同，在減重的過程中，持續每日、每

月觀看數據庫所記錄的資料，即使體重偶爾上升，但是整體趨勢不變的話，還是可以持續減重下去。當體重趨勢逆轉增高時，就要警惕自己，增加運動量與減少攝食量。這是長期監看數據庫的好處，當你能夠從生活中透過數據體會出吃什麼、運動多少，體重就會隨之變化時，實施起來一點也不難。我個人的經驗是當體重增加時，往往是前一天不節制吃多了，加上走路的步數不夠，所以當天就少吃一點，多走路以增加運動量，體重很容易就再度降下來了。

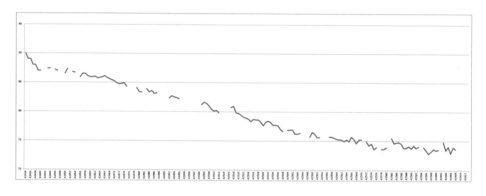

體重的變化圖

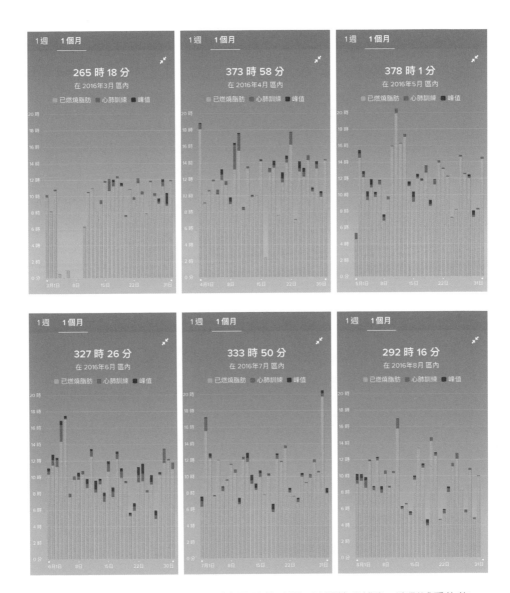

透過心率的量測，判斷運動量時消耗脂肪的時間，時間越多越強，達到減重的效果就越佳。最後同時間重疊體重的變化量，來證實達到減重的目的。

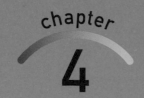

戒糖的
快樂飲食數據

　　這一年多來，許多久未相逢的老朋友，見到我的第一句話，都會很驚訝的問：「啊，你變瘦了」往往接著都會問我到底吃了什麼？我的回答很簡單：「不吃糖。」

　　朋友愣了一下，喃喃自語說：「這有點困難。」我接著說，我也不吃澱粉，就是一般的主食，包括：米飯、麵條與麵包都不吃。朋友更是無語，然後，緩緩吐出三個字，「不可能」。

　　也有朋友說，醣類總是要吃一點吧，均衡飲食很重要！尤其是有營養學觀念的朋友，更是對我的減重方法嗤之以鼻。有一位日本的朋友語重心長地告誡我說這樣不行，會危害健康，因為腦子需要葡萄糖這種能源才能運作；甚至我讀國高中的女兒，聽完我的分享都會很困擾，因為我的作法與學校教的完全相反，還說「老爸信了斷糖的邪教」。

　　其實我們的飲食中，已經有太多糖或醣類了。對於我這種運動量不大的中年人來說，從攝取其他非醣類食物中所含的糖分，到身體裡轉為葡萄糖作為能源應該夠了，所以無需再特別補充。另一個是較新的生理研究，是來自脂肪的三酸甘油酯也可以轉化成葡萄糖供腦使用，或是脂肪酸也可以變成酮體讓腦部使用。

　　舉例來說，我每天在家的典型早餐：先喝一杯溫開水，吃

一顆水煮蛋，配一杯 400cc 的牛奶，花椰菜 50 公克以及半顆去核芭樂。這樣無添加糖與無澱粉的早餐，你猜營養成分是否有偏差？答案是沒有，因為牛奶中已包含 17 公克的糖分。

確實我們的日常生活，需要膳食纖維或碳水化合物，因為這些是對身體有益、健康的醣類。我知道有些人是透過「生酮飲食」來減重，這種飲食法的營養主要來自油脂與蛋白質。我在減重的初期，也曾經進行類似的飲食方法，後來才改用我更容易執行的低糖飲食。而我所謂的斷糖飲食，就是不再主動吃含糖的食物，最主要的原因是，食物中已經含有足夠的糖分，對我這種年紀大代謝差的人，無需再另外攝取。

其實只要有空走一趟便利超商或是小型超市，幾乎所有的食品標示都含有糖分，不單是飲料，即使天然的牛奶也含有糖分，其他我們熟知的泡麵、各式餅乾，這些看起來是鹹食的食品，沖泡的湯品、醬油等調味料，只要是人工的食品幾乎都有糖，你幾乎很難找到任何無糖的食品，大概剩下純粹的油品、鹽巴等原料，才沒有糖分。

甜代表幸福，所以容易上癮

或許你會懷疑，為什麼食品中有那麼多的糖分？我猜這跟食品業的生態有關，食品製造者認為消費者就是要吃到甜甜的食物，而消費者在日常生活中不斷被教育，「甜」的就是好吃。所以即使是鹹的食物也要加一點甜味，才會被認為好吃，消費者才會買單。因此整個食品業生態，進入到甜味的循環、糖無所不在

的世界，消費者甚至會有糖上癮的現象。

現代化國家如美國與英國，長期面臨國民平均體重「過重」的問題，將近一半以上的人超過標準體重。2014 年美國與英國的癡肥率（BMI ≧ 30），已經超過總人口的 30% 以上。我國也不遑多讓，45~54 歲歐吉桑們是家庭經濟的支柱，卻是國人中最胖的一族群，更應該注意體重的管理。肥胖已經成為威脅國民健康的重要議題（詳見第 67 頁圖表）。

這些國家，為什麼會有肥胖的問題？

我個人認為是「糖上癮」，這也是現代工業時代的通病。因為甜味的獲取非常容易，而先進工業國家，運用工業生產的方式產生大量的農作物，如玉米，又將玉米以工業方法轉化成人工果糖，人工果糖成為甜度最高、最便宜的糖味，可怕的是，所有的飲料中，絕大部分的甜味或糖，就是來自這種最便宜最甜的人工果糖。

幾個癡肥率飆高的已開發國家，研究出肥胖與貧窮也可能有關聯（參考資料 4.）。研究指出，貧窮者容易以便宜的價格獲得飲料，從甜味中獲得幸福感，但是長期以來所喝下的糖，部分作為身體的能量來源，但因為勞動並未增加，過剩的糖就轉化成身體的脂肪。

令人驚訝的是，身體的脂肪並不完全來自我們所吃的油脂，而是來自我們沒有用掉的糖，當然這也是我進行不吃澱粉與糖分，進行斷糖飲食的最主要原因。

這些先進國家慢慢發現國民糖上癮問題的嚴重性，某些國家開始考慮抽糖稅，如英國、丹麥、南非、挪威、美國的部分城市

如賓州、加州等，其概念與抽菸稅一樣，因為肥胖所造成的新陳代謝疾病，已經造成國家醫療支出的負擔。（參考資料 5.）

　　進行斷糖飲時後，我常在街上觀察，夏日的台北街道，年輕人往往隨手拿杯飲料，其中有些明顯有過胖的跡象。而我的朋友當中，也有每天至少一杯飲料者，他們也都有減重的需求，但是他們並沒有意識到，身體多餘的脂肪其實來自飲料中的糖。

　　為什麼甜味會給人有幸福的感覺？有此一說，母親的子宮，是一個宛如海水成分的環境，小 BABY 透過臍帶獲得養分，並未開展口感的旅行。一出生後，第一口對世界的印象就是母奶，而母奶中含有糖分有點微甜，加上躺在母親溫暖的懷抱中，建立起幸福的感覺。

　　過度的糖類會造成什麼問題？根據 2017 年台灣大學公共衛生學院與國民健康署所公布，影響國人死亡的危險因子，依次排名第一的竟然是高血糖，出乎大家意料，其次是抽菸，第三名是高血壓，大家所擔心的空氣污染 PM2.5 則排名第四。大家都知道「預防勝於治療」，最好的健康策略是防範致病因子的發生，也就是不要生病，如果控制飲食就可以杜絕掉最危險的因子，那麼是應該考慮減少糖量的攝取。（參考資料 6.）

不吃糖會不會生病？

　　很多聽到我不吃糖的朋友，尤其是學過營養學的朋友，都勸我絕對不可以這樣做，因為腦部需要醣類作為能源，才能運作。人體的代謝非常複雜，有越來越多研究顯示，腦部不只用葡萄糖

作為能源，還可以用脂肪與蛋白質作為能源。也有更多的科學證據說明，純吃肉的民族，如伊努特人可以以海豹肉為生，因為他們連蔬菜穀物都很難獲得。又例如東非以牛奶為主食的馬賽人，同樣可以存活幾千年。假如沒有糖會造成生理障礙的疾病，這些民族是很難存活下去的。

　　腦部可以使用葡萄糖或是酮體作為能源使用，而酮體是來自脂肪與蛋白質。要是伊努特人或馬賽人看到這個研究的話，就可以大大的放心，他們的腦不會因為缺乏葡萄糖能源而秀逗。如果還是不放心，我們再看看倫敦大學醫學院有關能源的新陳代謝機制描述：人體所需的能源可以來自葡萄糖、蛋白質與脂肪。大腦與肌肉最大的差別，在於肌肉可以直接使用脂肪酸（fatty acids），而大腦確實無法直接使用脂肪酸（fatty acids）作為能源，所以會有人認為腦部一定要有葡萄糖才行，殊不知除了葡萄糖之外，另外還有兩條途徑可以提供腦部能源。第一條途徑是：脂肪細胞可以產生和儲藏三酸甘油酯，三酸甘油酯（triglyceride, TG）中的甘油（Glycerol）可以被轉化為葡萄糖供腦作為能源使用。第二條途徑是：脂肪酸（fatty acids）可在肝臟中轉化為大腦可利用的酮體。假如大腦對葡萄糖的需要大於身體內的含量時，脂肪細胞也會將三酸甘油酯（triglyceride, TG）分解，轉化為葡萄糖提供大腦使用。（見右圖）

　　血液中三酸甘油酯（triglyceride, TG）是健康檢查常做的項目，通常身體肥胖者檢查出的指數都會偏高，醫師也會依此診斷其有心臟病、中風、胰臟炎、糖尿病等風險。有此情況者，除了適當控制飲食攝取外，將它代謝掉也是一種降低風險的方法。

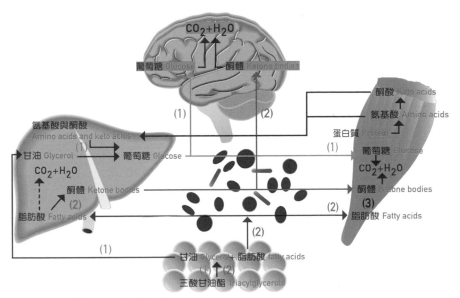

©2006 St George's, University of London

肌肉與腦能量的來源，(1) 葡萄糖，(2) 酮體，兩者都可以來自脂肪。途徑 (1) 三酸甘油酯（triglyceride, TG）→ 甘油（Glycerol）→ 葡萄糖。途徑 (2) 三酸甘油酯（triglyceride, TG）→ 脂肪酸 → 酮體。(3) 肌肉可以直接使用脂肪酸作為能源，而腦部卻不行。*資料來源：英國倫敦大學聖喬治醫學院*

白開水是最健康的飲料

當人一感到口渴，需要立即補充水分時，往往為了好喝或方便，就在販賣機或便利商店直接購得飲料，卻並未意識到含糖飲料帶給身體過多的能源與負擔。我認為最佳的飲料就是白開水，而且是跟身體體溫接近的溫開水，也就是 37°C 左右的白開水。

曾聽過日本演藝界流行喝開水減肥，「喝開水也能減肥？怎麼可能！」剛開始我也難以置信，但是當自己開始為了減肥而實

踐喝溫水，尤其每天規定自己要喝到 2,000cc 的白開水，而且盡可能完整記錄下來，實際上真的發生效果，雖然我不敢說「只喝水」就能減重，但絕對是有幫助的。

首先，當你開始習慣喝白開水，就不會想去喝其他的飲料。所以，對於已經習慣喝飲料的人，建議你在口渴想喝飲料之前，先喝一杯 300cc 左右的開水，我相信除了立刻為你解渴之外，想喝飲料的慾望也會得到緩解。解身體的渴，尤其以喝與自己體溫接近的溫開水，效果最為明顯。

20 年前，我與中醫界的大老到美國佛羅里達州開會，當時我擔任服務的小祕書，常常應這位大老之託去找溫開水。位於熱帶地區的佛羅里達，很容易從自動販賣機找到冰的開水，但若是溫水，就必須在飯店裡用咖啡爐自己煮。那時我年紀尚輕，無法理解為什麼一定要喝溫開水。這位中醫大老告訴我說，溫水是養生的最重要元素。那時心裡想，這是老人家才要做的事情吧！

直到自己進入中年期或前老年期，身體力行喝溫開水後，終於能體會這位中醫大老的養生哲理。我的體會是，喝溫開水比冰開水或冰飲料更容易解渴，除了可以減少喝含糖飲料、緩解飢餓感，讓身體減重外，甚至連痛風的問題也一併消除了。

因為多喝溫開水後，排汗與排尿更頻繁，身體容易將醣的代謝副產物、尿酸等隨著尿液排出。尤其在減重初期，主食為脂肪與蛋白質，身體進入某種程度的酮代謝的，不好的副產物也比較能隨尿液排出。所以，有時候忙碌到忘記喝水時，腳拇指關節痛風累積發作之處，就會有隱隱漲痛的感覺，好像痛風即將發作了，嚇得快點多喝水。

我的減重過程中，也會利用 APP 來記錄每日的喝水量。由於喝水量無法靠運動手環感測，需要手動輸入，所以在每次喝水後就盡量輸入，但還是常常忘記，所以得到的資料也不是很準確。但是光是看記錄，就足以鼓勵我不要忘記喝水。減重這一年半以來，除了無糖咖啡或自泡茶之外，我幾乎沒有喝過其他市售的飲料，尤其是罐裝或盒裝的飲品，並養成喝溫開水的習慣。

　　美國伊利諾大學的安路彭教授（Prof. Ruopeng An），在 2016 年發表一篇喝白開水對人體影響的論文，內容是關於從 2005 年到 2012 年間，檢驗 18,300 位美國成年人的飲食習慣與身體健康，他發現，多喝開水確實可以減少身體對糖分、鈉與飽和脂肪酸的攝取。論文提到參與實驗的「多喝白開水者」，每日平均喝 4.2 杯白開水，比「少喝白開水者」多喝了 30%。參與實驗的一萬多人，每日平均吃進 2,157 大卡的熱量，含糖飲料占 125 大卡，零食與甜點占 432 大卡。最有趣的是，多喝白開水者，在數據上顯示可以顯著地減少 1% 的卡路里攝取，可能是因為減少了喝含糖飲料與吃零食的行為，這些現象對於男性、年輕人與中年人都有特別明顯的影響。（參考資料 7.）

多飲水的五大好處

① 讓體溫維持正常　② 潤滑與緩衝身體的關節壓力　③ 保護脊椎與重要細膩器官　④ 幫助減少卡路里攝取　⑤ 讓身體經由排尿、排汗與腸蠕動，排除廢物或毒素

卡路里計算

營養學中常以卡路里來計算身體所「獲得能量」，而身體有維持生命的基本代謝與運動時兩者「所需能量」，理論上，成年人「獲得能量」如果多過「所需能量」時，就可能以脂肪的型態儲存起來，成為「備用能量」，這時候體重就會增加。而如果吃得少，獲得能量較少，體重就會減輕。

我的運動手環，雖然沒有辦法直接量測吃進去多少，但可以估算運動量，加上體重決定基本代謝值，所以可以即時估算我身體的所需能量。而獲得能量部分，則是要靠自己隨時輸入所吃的食物種類與重量，APP 會根據資料庫，換算成獲得能量的卡路里。

下圖是透過手機的 APP 來看我慣用早餐主要營養成分的組

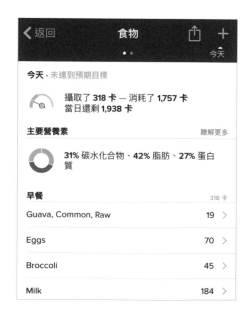

我的典型早餐所含三大主要營養素百分比比例。來自蔬菜水果的碳水化合物高達 31%，脂肪占 42%，而蛋白質出乎意外地比例最低，只占 27%。

成，雖然沒有吃到澱粉或糖，但我們看其組成成分或是各樣食物的營養表，總共攝取了 318 卡，其中無糖牛奶就占了 184 卡，雞蛋 70 卡，半顆芭樂 19 卡，一株中等大小的水煮花椰菜 45 卡。但是前一晚睡覺時，基本代謝就耗掉了 1,757 卡，難怪有人說睡覺也會減重。我曾經在睡覺前量體重，與睡醒後量體重做比較，往往睡了一覺就會少約一公斤。但我希望，這少掉一公斤的體重，是來自燃燒身體的脂肪，實際上，也可能是身體的水分散逸，只是我無法量測身體的水分比例，無法得知。

關於計算卡路里的經驗，或許是食物種類的多元性，與評估吃了多少食物量輸入上的困難，我在卡路里上的量測工作，基本是失敗的。自從 2016 年 3 月 5 日開始意識到要認真減重，並著手記錄每餐的食物量以來，來到 4 月份，大概是我計算卡路里最徹底的月份，每一餐吃完後就盡量去記錄，讓 APP 計算出卡路里，並且儲存在我個人的數據庫。然而，當我檢視當月努力記錄的卡路里數據，一方面總覺得不甚準

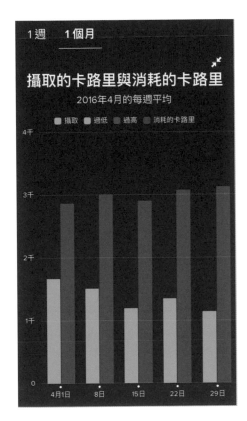

減重初期所做的卡路里量測，消耗的卡路里則來自基本代謝與運動所需能量。

確，另一方面也不得不佩服營養師的專業計算。所以，我在當月順利減了 3 公斤之後，也就沒有太在意卡路里的多寡，純粹參考用。

　　除了卡路里之外，我們也可以從一餐中的成分來看各種營養素：碳水化合物、脂肪與蛋白質各占的比例。其實這種算法非常複雜，因為同一種成分還有不同的營養素。許多人知道，一顆雞蛋含 70 大卡的卡路里，但是成分比例就很難為人所知了。根據資料庫顯示，脂肪占 5 公克、碳水化合物 1 公克，蛋白質 6 公克。

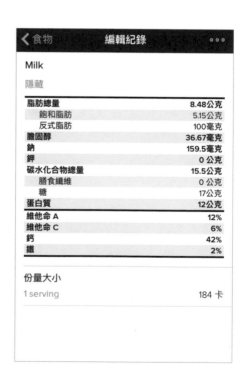

< 食物 編輯紀錄	•••
Eggs	
Vita Eggs	
隱藏	
脂肪總量	5公克
飽和脂肪	1.5公克
反式脂肪	0 公克
膽固醇	195毫克
鈉	65毫克
鉀	0 公克
碳水化合物總量	1公克
膳食纖維	0 公克
糖	0 公克
蛋白質	6公克
維他命 A	15%
維他命 C	0%
鈣	2%
鐵	6%
份量大小	
1 egg	70 卡

< 食物 編輯紀錄	•••
Milk	
隱藏	
脂肪總量	8.48公克
飽和脂肪	5.15公克
反式脂肪	100毫克
膽固醇	36.67毫克
鈉	159.5毫克
鉀	0 公克
碳水化合物總量	15.5公克
膳食纖維	0 公克
糖	17公克
蛋白質	12公克
維他命 A	12%
維他命 C	6%
鈣	42%
鐵	2%
份量大小	
1 serving	184 卡

任何時間　**早餐**　午餐　晚餐
點心：　上午　下午　傍晚

一顆雞蛋的營養成分表　　　　一份牛奶的營養成分表

而一份牛奶脂肪占 **8.48** 公克、蛋白質 **12** 公克，而屬於植物特有的碳水化合物竟然高達 **15.5** 公克。

　　即使是一份簡單的早餐，幾樣食物混在一起時，其營養成分幾乎很難計算出來，但是透過 APP，就可以即時算出比例。我的典型早餐所含三大主要營養素百分比，雖然我刻意不去吃澱粉，如麵包、燒餅，但是來自蔬菜的碳水化合物仍高達 **31%**，脂肪占 **42%**，而蛋白質只占 **27%**。

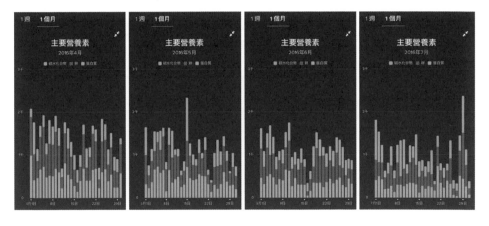

2016 年 4~7 月減重期間的膳食比例，資料由筆者每日餐後自行輸入，可看出雖號稱在進行不吃白米、白飯與白麵條的斷糖飲食，從圖形上來看，碳水化合物看起來仍可達到整體膳食比例的 1/3~1/4。(藍：碳水化合物、紅：脂肪、綠：蛋白質)

飲食金字塔

　　健康的飲食，到底該吃多少量？才算均衡。事實上，均衡的觀念也跟著時代在改變。20 年前有營養金字塔的說法，主要是根據美國農業部 1992 年所公布的飲食指南金字塔（右圖上），澱粉類的穀物被放在最底部，所占面積最大，也就是被認為在一餐中應該占最大的比例，才是均衡。如果這是傳統粗製的食物，加上 20 年前國民的活動量大，可能不會有任何問題。然而現代化的食品工業太厲害，精煉的穀物越來越多，反而失去許多食材中應有的自然養分。加上現代人的舒適生活型態，運動量大減，如果照這樣的比例來進行飲食（diet），很可能造成糖分過多，亦可能造成肥胖問題。有人說，這是美國在 1990 年代所公布的營養表，當時基本上是提倡多素食少肉食的飲食，但是令人不解的是，國民的肥胖率卻是節節上升，影響到整體國民的健康問題，甚至是國家安全的議題。

　　經過十多年後，美國農業部 2005 年公布的飲食表，改變了五大營養素的比例（右圖下，參考資料 2.）。從原本穀物占最高比例，其他營養素往上遞減的概念，改為五種營養素平行的概念，底部的五大類食物：穀物、蔬菜、水果、牛奶、肉類與豆類（動植物蛋白質）幾乎是均等量，旁邊還畫上一個爬樓梯者的圖樣，提示運動的重要性。

　　哈佛大學公共衛生學院所建議的健康飲食法，其中蔬菜占據最大的部分，且建議蔬菜種類吃越多越健康，其中馬鈴薯與薯條不算。穀物與健康蛋白質比例各占一半。穀物最好吃全穀物，如

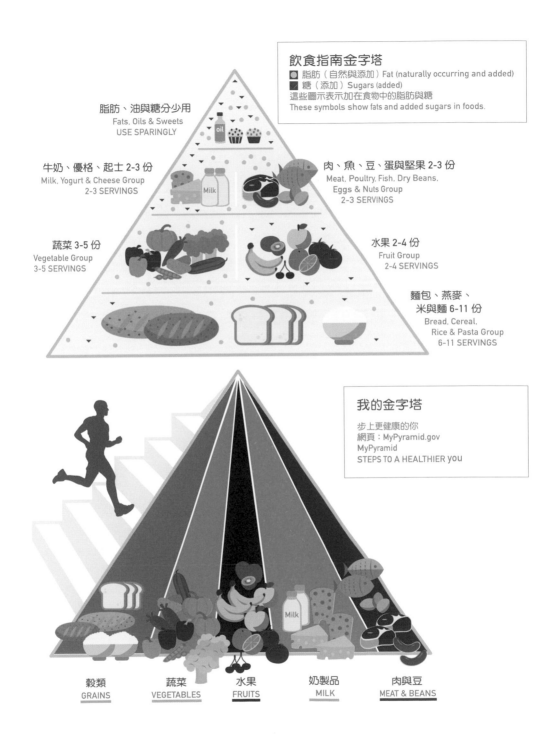

飲食指南金字塔
◻ 脂肪（自然與添加）Fat (naturally occurring and added)
◼ 糖（添加）Sugars (added)
這些圖示表示加在食物中的脂肪與糖
These symbols show fats and added sugars in foods.

脂肪、油與糖分少用
Fats, Oils & Sweets
USE SPARINGLY

牛奶、優格、起士 2-3 份
Milk, Yogurt & Cheese Group
2-3 SERVINGS

肉、魚、豆、蛋與堅果 2-3 份
Meat, Poultry, Fish, Dry Beans,
Eggs & Nuts Group
2-3 SERVINGS

蔬菜 3-5 份
Vegetable Group
3-5 SERVINGS

水果 2-4 份
Fruit Group
2-4 SERVINGS

麵包、燕麥、
米與麵 6-11 份
Bread, Cereal,
Rice & Pasta Group
6-11 SERVINGS

我的金字塔

步上更健康的你
網頁：MyPyramid.gov
MyPyramid
STEPS TO A HEALTHIER you

穀類
GRAINS

蔬菜
VEGETABLES

水果
FRUITS

奶製品
MILK

肉與豆
MEAT & BEANS

全麥麵包與糙米，少吃白米與白麵包。健康的蛋白質，指的是魚、雞、豆類與堅果類，少吃紅肉與起司，不吃培根、絞肉製品與其他加工後的肉類。

哈佛公共衛生學院也重視飲料，建議喝水、或少糖（或無糖）的茶與咖啡，每天 1 到 2 份牛奶，每天只能喝一小杯果汁，不喝含糖的飲料。油脂方面建議煮菜或沙拉用橄欖油與芥花籽油（canola oil），少用奶油或牛油，不要吃反式脂肪油。

什麼是反式脂肪？反式脂肪指的是氫化後的植物油，因為植物油無法凝固，用在糕點食品上會滲油出來，因此將植物氫化解決這個問題，然而這種型態的植物油對身體不好，逐漸被各國所禁用。

最後，哈佛的健康飲食表也放入一個跑步的人像，建議除了吃健康，也要持續活動（stay active），同時也要保持運動的良好習慣。

如果以哈佛大學公共衛生學院所提供的均衡飲食建議表，來對照我的減重飲食，除了我完全拿掉穀物的部分，改由蔬菜、水果或牛奶等其他類食品攝取醣類之外，我再給自己每日喝 2,000cc 的水為目標。油脂方面，我不避諱吃傳統的飽和脂肪酸，也就是傳統用的豬油。

油該怎麼吃，一直有很大的爭議。由妮娜 · 泰柯茲（Nina Teicholz）寫的《令人大感意外的脂肪》這本書，鉅細靡遺地寫出製油業者，如何影響學界與政府的公共衛生政策。她說，在農業時代，人類最常使用的是豬油，因為豬油可以自己提煉。但農業工業化之後，大量生產的大豆致產量過剩，於是被拿來壓榨製

成油來賣，並以價廉與植物油的姿態取代傳統的豬油。而且大豆油在高溫（尤其高於 240℃）油炸時，會產生反式脂肪酸（*參考資料 8.*）。除此之外，被大量使用在糕餅的製作，以增強誘人的香氣的酥油，也含有反式脂肪酸。

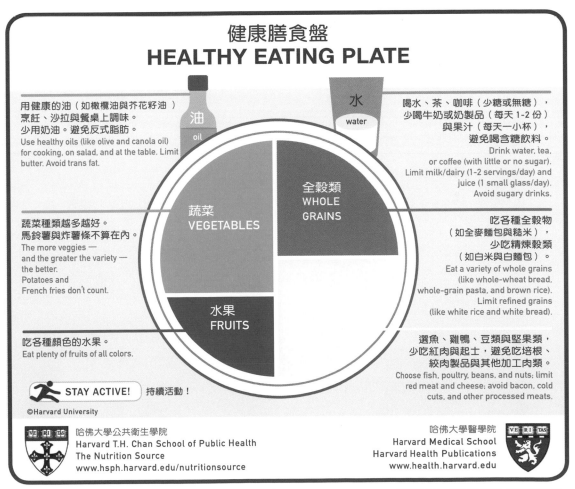

健康膳食盤
HEALTHY EATING PLATE

用健康的油（如橄欖油與芥花籽油）烹飪、沙拉與餐桌上調味。少用奶油。避免反式脂肪。
Use healthy oils (like olive and canola oil) for cooking, on salad, and at the table. Limit butter. Avoid trans fat.

油
oil

水
water

喝水、茶、咖啡（少糖或無糖），少喝牛奶或奶製品（每天 1-2 份）與果汁（每天一小杯），避免喝含糖飲料。
Drink water, tea, or coffee (with little or no sugar). Limit milk/dairy (1-2 servings/day) and juice (1 small glass/day). Avoid sugary drinks.

蔬菜
VEGETABLES

全穀類
WHOLE GRAINS

蔬菜種類越多越好。馬鈴薯與炸薯條不算在內。
The more veggies — and the greater the variety — the better. Potatoes and French fries don't count.

吃各種全穀物（如全麥麵包與糙米），少吃精煉穀類（如白米與白麵包）。
Eat a variety of whole grains (like whole-wheat bread, whole-grain pasta, and brown rice). Limit refined grains (like white rice and white bread).

水果
FRUITS

吃各種顏色的水果。
Eat plenty of fruits of all colors.

選魚、雞鴨、豆類與堅果類，少吃紅肉與起士，避免吃培根、絞肉製品與其他加工肉類。
Choose fish, poultry, beans, and nuts; limit red meat and cheese; avoid bacon, cold cuts, and other processed meats.

STAY ACTIVE! 持續活動！
©Harvard University

哈佛大學公共衛生學院
Harvard T.H. Chan School of Public Health
The Nutrition Source
www.hsph.harvard.edu/nutritionsource

哈佛大學醫學院
Harvard Medical School
Harvard Health Publications
www.health.harvard.edu

資料來源：哈佛大學公共衛生學院

妮娜在書中論及飽和脂肪酸的議題,她研究飽和脂肪酸被認為是造成心臟疾病的元凶,在科學研究史上是有爭議的,飽和脂肪酸被妖魔化與被摒棄不用,背後可能是有陰謀的。動物油脂主要含飽和脂肪酸,在低溫時會凝固,而植物油中主要含非飽和脂肪酸則無法凝固,必須做氫化處理成反式脂肪酸才能有近似飽和脂肪酸的特性而加以利用。

我們這一代人從小所學到的油脂概念,像是豬油或棕櫚油這種含飽和脂肪酸的油,容易造成心臟血管的阻塞,廣告也一直在說清清如水的沙拉油最好,但是我們不知道沙拉油在製造過程中被加入了什麼化學物品,直到兩年前,台灣發生沙拉油大廠從越南進口回收油來重製食用油的重大食安事件,才又再度引起食用油的熱烈討論。

過去受到廣告的影響,我也常勸家裡的長輩不要用豬油,改用沙拉油,但老人家總是說不聽,甚至好心拿自己油炸的豬油塊送我。奇妙的是,我發現,當家中使用豬油做菜時,抽油煙機上所沾到的油污,很容易擦拭去除,但過去慣用的沙拉油,抽油煙機上的油漬反而很黏不好清除。

即使在現代營養學裡,豬油、棕櫚油、椰油等這種含有高含量飽和脂肪酸的油脂,仍被許多科學家視為心臟血管致病因素。然而還是有人以醫學的角度懷疑這樣的說法,如陶布斯(Gary Taubes)、阿提亞(Peter Attia)醫師與營養學家克勞斯(Ronarld M. Krauss),都致力在洗刷飽和脂肪酸會導致心臟病的惡名。近幾年有一些新的研究,重新分析當年的明尼蘇達冠狀動脈調查 MCE(Minnesota Coronary Experiment)的數據,發現以不飽和

脂肪酸取代飽和脂肪酸，並不會降低死亡的風險，甚至對於 65 歲的對照組，這種置換反而會提高死亡風險。（參考資料 9.）

儘管美國官方的資料還是主張要限制飽和脂肪酸的含量在總卡路里的 10% 以內，現代的健康科學也不斷地在進行研究吃什麼會健康，吃什麼會致病。但是比較讓人迷惑的是，好像各家學派有各家的說法，而且也會隨著時間改變。

最著名的例子是，日常生活中最常接觸到的食物——雞蛋。雞蛋長久以來被認為是最健康的食品。過去因為不容易獲得，沒有吃太多的問題。等到進入工業革命後的富裕時代，大量養殖生產雞蛋，雞蛋變得隨手可得，深受各方敬重遵循的聯合國糧食及農業組織（FAO）就說，雞蛋不可以吃太多，一天吃一顆兩顆就好。於是這樣的現代健康概念，我們又遵循了幾十年。

到了 2015 年，美國衛福部與農業部發表的《2015-2020 民眾膳食指南》，一掃過往雞蛋高膽固醇食物的「汙名」，取消「每人每日攝取膽固醇上限 300 毫克」的建議，因為近年來許多國際研究都證實，人體血液多達七成的膽固醇是身體自行生成，透過飲食攝取比例不高，雞蛋幾乎可以無上限吃。

我個人還是相信，如果豬油、棕櫚油這種天然油品，雖然含有豐富的飽和脂肪酸，只要不過量，應該對健康不會有負面影響，或許有一天又會如同雞蛋一樣，被美國政府衛生單位平反。反倒是擔心那些多元不飽和脂肪酸的廉價油品，卻始終被認為比豬油健康，大量應用在餐廳的油炸物、烘培糕點與餅乾，大量的外食人口，反而在無從選擇的情況下，隨時都可能吃下肚，這才是造成健康最大的隱憂。

由此看來，油或脂肪的攝取，與烹飪的方式有極大的關聯。盡量攝取低溫與天然不加工油品的型態，從傳統的少油脂改為少油炸，最健康。

各類油品的特性與可能對健康造成的影響

油品都含飽和脂肪酸、單元不飽和脂肪酸與多元不飽和脂肪酸，只是比例不同，不同的油品特性不同，影響健康的程度不同。		
	主要含飽和脂肪酸的油品	主要含單元不飽和脂肪酸的油品	主要含多元不飽和脂肪酸的油品
油品分類	動物性油：豬油、牛油與奶油，植物油：椰子油、棕櫚油	植物性油：芝麻油、花生油、橄欖油、芥花油、苦茶油、油菜籽油等	大豆沙拉油、玉米油、初榨橄欖油、葵花油、葡萄籽油、紅花籽油
特性	穩定性高、不易變質、較耐高溫	不穩定、高溫容易變質	最不穩定，最容易受到高溫影響而氧化
烹飪方式	可耐較高溫二、三百度不會變質：煎、炒、炸	中溫，油品發煙點（約160°C左右）之內的烹飪：涼拌、煮、炒	水沸騰100°C之內，涼拌、煮、水油炒
最適合攝取方式	最好直接攝取自天然肉品的油。棕櫚油可以取代作為油炸烹飪油或烘培油。攝取過量被認為易升膽固醇，導致心血管疾病	家中烹飪可以用此類植物油，來作為涼拌與煎、炒烹飪油，但避免鍋子過熱高溫。	因價格較低，一般餐廳用來作為烹調油，但避免用於高溫煎、炒與油炸食物以免變質產生反式脂肪酸，造成健康負面影響。
小心氫化植物油：植物油在室溫無法固化，烘培時會變成液體流出，因此以工業製程氫化，如酥油、植物奶油，過程中常會形成反式脂肪酸，增加血管低密度膽固醇，造成心血管疾病。反式脂肪酸已經被多國管制使用。可以用棕櫚油、椰子油、奶油的飽和脂肪酸類油品替代。		

擁糖者請看過來

　　上個世紀的 70 年代起，當時有許多針對動物與人類的研究顯示，高飽和脂肪與高膽固醇食物極可能是造成心血管疾病的重要風險因素，官方的各項膳食指南呼籲人們少吃脂肪，教育界更是將此概念延伸為所有含脂肪的肉類對健康都不好，甚至產生對「油脂」食品的恐懼感。另一種說法再簡化為，碳水化合物比附帶油脂的肉品好，取而代之的是，一系列富含碳水化合物的低脂和無脂食品氾濫，造成精製澱粉類和糖分的攝入量明顯增加，這樣的膳食模式，造成了現今英美國家肥胖和 2 型糖尿病的流行。

　　關鍵是，不是所有的油脂都不好，也不是所有的碳水化合物都是好的。

　　2002 年，哈佛大學公共衛生學院的教授、波士頓兒童醫院醫生、內分泌學家和營養研究員戴維・路德維（David S. Ludwig）博士發表了一篇升糖指數如何影響人體生理的全面綜述，明確地說明升糖指數（Glycemic Index，簡稱 GI）對預防和治療肥胖症、糖尿病以及心血管疾病的重要性。

　　對於想要控制體重的人來說，高升糖的食物是個負面因素。當攝食高升糖食物後，會被迅速地消化和吸收，提高身體血糖濃度，導致胰島素大量釋放以降低身體血糖，只是胰島素一旦釋放過量時，就會使人很快地感到飢餓。當攝取過量時，加上運動量不夠，高升糖食物因為無法消耗掉，也無法作為能量儲存，就可能導致胰島素抗性的現象，並引起脂肪肝等疾病。（參考資料 10.）

　　我個人減重的經驗是「斷糖」，不是斷碳水化合物，而是拒絕精製不健康的碳水化合物。這與均衡飲食的看法完全一樣。

選擇好的碳水化合物

	健康好的碳水化合物	不健康不好的碳水化合物
食物特色	來自天然的食物 飽含維生素、礦物質和植物營養素的全穀類食物。 • 高纖維 • 容易有飽足感，可以更長時間不會感覺飢餓。	高度精製的食物，其中糖成分較高，造成升糖指數（GI）高。 • 維生素、礦物質和植物營養素含量較低。 • 低纖維 • 容易攝取超過身體所必須的熱量，而轉化為脂肪。
食物種類	①綠色蔬菜，尤其是像甘藍、暗綠色生菜的蔬菜更健康。 ②豆類，如鷹嘴豆、黑豆、綠豆、扁豆和四季豆，含有豐富的植物蛋白質。 ③各種種子，如葵花籽、芝麻、南瓜籽。 ④堅果，山核桃 (pecan)、榛果、核桃、杏仁和花生，含有天然的脂肪與礦物質。 ⑤水果，雖飽含果糖，但充滿纖維，因此需要更長的時間來消化，充滿了自然的維生素和礦物質。 ⑥粗糧，如糙米、小米、藜麥、蕎麥、大麥、全麥製成的麵包和義大利麵、多穀物麥片和麵包，與大燕麥片。 ⑦天然的地瓜根莖類蔬菜。	①含果糖的汽水 ②糖果、巧克力和以糖製成的甜點。 ③精製白米 ④以精製碳水化合物所製成的蛋糕、餅乾和甜派，即使是加入天然健康的糖製成。 ⑤精製麵粉製成的白吐司、麵包和麵食、披薩。 ⑥加糖的瓶裝、罐裝水果和果汁。 ⑦所有糖類（包含蜂蜜、楓糖漿、椰子糖等等），熱量都很高。
對健康影響	提供身體適當的能源，天然纖維、維生素、礦物質和植物營養素，可幫助促進新陳代謝與健康所需。	是高熱量的食物，經過精製之後已經沒有太多天然纖維，而且營養價值很低，被稱之為「垃圾食物」。
升糖指數（Glycemic index，簡稱 GI）	用於衡量食物（糖類）在消化過程中，對血糖上升量影響的指數。在消化過程中，可迅速分解並且將葡萄糖快速釋放到血液循環系統者，具有較高的升糖指數（高 GI 食物）。反之，在消化過程中，緩慢分解，並將葡萄糖逐漸釋放到血液循環系統者，則升糖指數較低（低 GI 食物）。低升糖指數食品被認為有益於大多數人的健康。（維基百科）	

資料來源：美國 EXOS 訓練機構、山姆伯伯工作坊、Care2.com

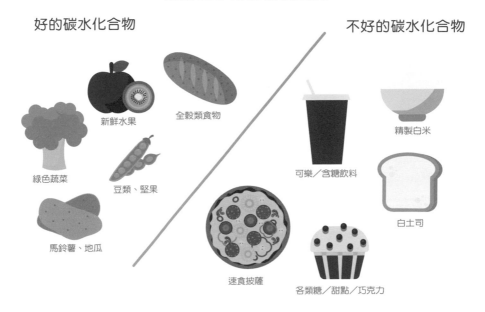

吃對碳水化合物很重要

好的碳水化合物

新鮮水果

全穀類食物

綠色蔬菜

豆類、堅果

馬鈴薯、地瓜

不好的碳水化合物

可樂／含糖飲料

精製白米

速食披薩

白土司

各類糖／甜點／巧克力

先說碳水化合物對身體的好處有：

1. 主要作為身體的能源，能提供能量給作用中的肌肉與大腦。

2. 能幫助預防運動後的肌肉損壞。

3. 提供纖維素與維他命的來源，能幫助消化排泄。

　　只是人類在「馴化」碳水化合物的過程中，會將對人體健康的碳水化合物，轉變成不健康的碳水化合物。

　　綜合以上資料，選擇自然、未經人工精緻過的食物，幾乎就是健康的王道。我自己在斷糖過程的食物選擇，初期很嚴格控制碳水化合物，因此白米、白麵條、白麵包都不吃，碳水化合物只吃深色的蔬果，花椰菜與芭樂幾乎是我每日食用的種類，苦瓜芹菜汁是我每日標準的飲料。刻意讓身體沒有葡萄糖可用

的情況下，身體就會從醣的代謝，轉換成使用脂肪的生酮代謝（Ketosis），或是用蛋白質轉換成葡萄糖來提供大腦能源。減重是為了燃燒掉身體多餘的脂肪，但是又不希望身體的蛋白質（肌肉）被轉換成能源使用，所以才更需要補充蛋白質，彌補可能造成的傷害，且讓身體能夠在缺乏葡萄糖的情況下，燒掉多餘的脂肪，達到減重又健康的目的。

而在達到減重的目標之後，我會放鬆自己對糖攝取的管制，例如比較敢吃較甜的水果，如蘋果與西瓜，但是我發現吃這些較甜的食物，除了體重增加外，體脂肪也會增加。

問題是甜的滋味實在太誘人了，難以完全割捨。我的快樂減重法，除了吃自然的食物外，也盡量選擇低 GI 的蔬果類碳水化合物，同時可以滿足甜食的口慾，也能減少發生胰島素抗性的問題。這就好像回到以前物質不充裕的生活型態，當時除了過年過節外，其實是很少有機會能吃到精緻的甜點。

攝食的時間差

而另外一種無需斷糖的減重法，是晚上不吃醣類。也就是白天仍可以吃醣類，但晚餐就不吃醣類，並且要在 6 點就吃完晚餐或是乾脆不吃，讓肚子空腹超過 12 個小時以上。此時，身體沒有醣類作為燃料，為了維持基本新陳代謝所需的能量，就會啟用身體的備用能源——脂肪，同樣可以達到減重的目的。雖然說來容易，但還是要有能夠忍耐住晚間肚子餓不吃消夜的能力，事實上我並沒有長期地運用這個方法，有時候餓到無法忍時，還是會吃一點堅果類的食品。

均衡的膳食比例

　　食物的營養主要分為巨營養素（Macro-nutrition）：碳水化合物、蛋白質與脂肪三大類，與微營養素（Micro-nutrition）：維他命、礦物質等。一般人的觀念通常是：吃肉吃油就會變胖，而素食吃碳水化合物才能不胖，因此要多吃碳水化合物以維持身材、保持健康。這種觀念起源自 1990 年代，美國政府官方所制定的金字塔膳食比例，建議每餐的碳水化合養分應該占最高的比例。所以大多數人認為吃薯條、吃洋芋片這種碳水化合物類素食，應該不會比吃肉還會引起肥胖才對，然而整個 1990 年代，美國的肥胖率不減反增。直到阿金醫師提出反駁的想法，認為吃肉才能減肥，也確實獲得許多正面有效的回應，卻也引起很大的爭議。

　　市售的每一種食物幾乎都含有三大營養素，若以三大巨營養素來分析食物，肯定會完全顛覆你原來的的想像。譬如，如果我們檢視一個美味的炸甜甜圈，猜猜看，其中所含有的三大巨營養素：碳水化合物（包括糖分）、蛋白質與脂肪，那一類巨營養素占最多？大多數人會聯想到甜甜圈是素食，因此猜想應該是碳水化合物占最大的部分。但出乎我們意外，答案是脂肪。

　　甜甜圈的碳水化合物占 39%，脂肪占 57%，而蛋白質占 4%。以比例的角度來看，無論你是吃了 1 個甜甜圈還是 10 個甜甜圈，脂肪的比例都一樣高。如果你認為吃油會發胖，吃素食的甜甜圈只是增加碳水化合物的話，那恐怕你吃進去的最高營養成分就是油脂。

另一個例子。由馬鈴薯做成的薯條被認為是素食,加上用植物油油炸,如果您認為多數成分應該是碳水化合物,那恐怕也會大失所望。薯條的三大巨營養素,碳水化合物占 47%,脂肪占 48%,而蛋白質占 5%;脂肪所占的比例,同樣比碳水化合物略高一點。

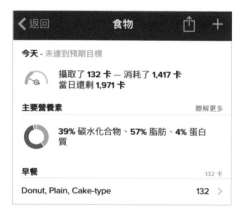

甜甜圈的三大巨營養素比例

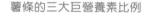

薯條的三大巨營養素比例

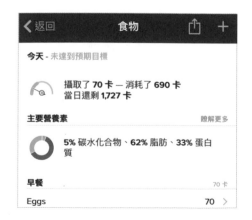

雞蛋的三大巨營養素比例

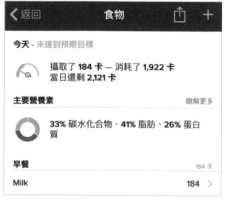

牛奶的三大巨營養素比例

對於想要進行阿金醫師或斷糖的高蛋白質膳食者，完全吃肉與吃蛋白質類的食物，就真的可以避免掉所有含糖的碳水化合物嗎？甚至會心生懷疑，無糖膳食會不會造成類似糖尿病 1 型所產生的病症？

　　我們看斷糖飲食者所提倡的以雞蛋與牛奶為主的高蛋白餐的營養素成分比例。雞蛋的營養素比例為：碳水化合物占 5%，脂肪占 62% 而蛋白質占 33%，牛奶的比例是碳水化合物占 33%，脂肪占 41% 而蛋白質占 26%。兩者都以脂肪占最高比例，實在難以想像，且牛奶的碳水化合物比例竟然高達 33%。對於斷糖者來講，要真正做到「斷糖」，幾乎是不可能的任務。

　　無論是甜甜圈、薯條、蛋、牛奶也都含有三大營養素，只是比例不同。然而以三大巨營養素來說，究竟應該如何選擇，才能達到營養師所說的均衡飲食。美國的食品藥物管理局（FDA）建議正常人的膳食比例範圍如下表，減重者與運動員則依照需求調整，運動員活動量大，需要較高的碳水化合物作為能量，而減重者則以降低碳水化合物比例，提高蛋白質來達到減重目標。

Macro-nutrition 巨營養素	一般人膳食比例	減重者比例	大量耗能運動員比例
碳水化合物	45~65%	<45%	>55%
脂肪	20~35%	>30%	25%
蛋白質	10~35%	>25%	>20%

資料來源：FDA 官網

足夠的蛋白質有利於減重

對於體重過重者，若想實施高蛋白質、低碳水化合物的膳食比例，可參考美國臨床營養期刊（The American Journal of clinical nutrition）在 2015 年有一篇文章，標題為「檢視蛋白質在減重與維持體重的角色」（the role of protein in weight lose and maintenance），就是一篇研究高蛋白質、低碳水化合物比例膳食的論文，並綜結出假如每人每天每公斤體重吃 1.2~1.6 公克的蛋白質，或是每一餐至少吃 25~30 公克的蛋白質，就可以增進胃口、體重管理，並改善心臟代謝（cardiometabolic）風險。

我減重前體重超過 90 公斤，若以 90 公斤計算，每天需要吃 90×1.2~1.6=108~144 公克的蛋白質，100 公克的雞蛋（大約是 2 顆）含有約 12.1 克。一塊 100 公克的雞胸肉 19.4 克，如果要吃到每天 108 公克的蛋白質，就要吃到 556 公克的雞胸肉，或是相當於 18 顆的雞蛋。這是不太可能發生的飲食方式。此時，另外選擇豆類如：豆腐或牛奶等多元的蛋白質，會是很好的選擇。

令人驚訝的大數據分析結果

在分析我自己的膳食大數據之前，我一直以為自己正在進行的是斷糖飲食，或是高蛋白飲食。因為我平常不吃米飯、麵食、麵包與甜點，飲食主要是選擇肉類、蛋、豆腐及綠色蔬果為主。

自從開始減重以來，我持續用手機的 APP，來記錄所有吃喝過每一餐的膳食數據，讓每餐的飲食種類與數量，儲存在雲端數據庫。從 2016 年 3 月 10 日到 7 月 31 日共 144 天，體重從 90 公斤減重到 75 公斤的期間，分析每餐食物中的三大巨營養成分比

例。結果令我大出意料，我每個月所吃喝的食物中，脂肪的重量百分比例居然最高！

若改以卡路里的計算做比較，以碳水化合物與蛋白質每克產生 4 大卡熱量，脂肪每克產生 9 大卡熱量的換算後比例來看，更是拉大脂肪與碳水化合物的比例。這不就是強調以脂肪為最高比例的生酮飲食了？

分析我個人的膳食模式，碳水化合物的比例並沒有想像的低，只有在減重的初期，控制到比較低的 23.14%，到了減重末期，已經放寬了對自己的嚴格要求，不再節制，7 月份（減重到第五個月後）所攝取碳水化合物已經達到 35%，還好體重沒有因此而增加，至今仍維持減重後的理想狀態 75 公斤，並持續超過一年以上。這跟建立良好的生活、運動習慣與膳食的選擇息息相關。

歐吉桑減重祕訣

飲食的減重祕訣

· 減重減的是身體多餘的脂肪，不要減到蛋白質。

· 只要一開口，無論解渴或吃飯，盡量都先喝溫開水。溫開水除了解渴解飢之外，還可對抗喝飲料以及減少吃食的慾望。

· 三餐不吃精製澱粉等高GI食物，從蔬果中獲取必要的碳水化合物與糖分。

· 每餐盡量先吃蛋白質或是以湯開始解飢，並可避免過度吃食。

· 盡量吃自然新鮮的食物，少吃加工的食品。

· 盡量吃烹調簡易的食物，如沙拉、水煮物、或是自己可以烹調的外食。

· 除了膳食習慣的調整，還要搭配足夠的運動才能減重。

· 每天起床量體重，了解前一天吃的食物型態與身體重量的關聯。

我的減重期間巨營養素（依重量）比例變化

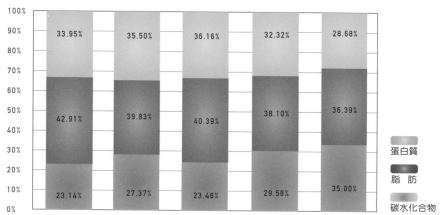

3 月平均 87.3kg　4 月平均 84.6kg　5 月平均 81.1kg　6 月平均 77.5kg　7 月平均 74.9kg

　　我的減重膳食大數據，記錄 144 天減重期間所有飲食的營養成分與重量，以及計算每月三大巨營養素（碳水化合物、脂肪、蛋白質）的重量比例。脂肪一直占據最高比例，但是碳水化合物也不少於 20%。雖然身體力行斷糖飲食，但實際上不至於做到完全無糖，只能說是低糖。

我的減重期間巨營養素（依卡路里）比例變化

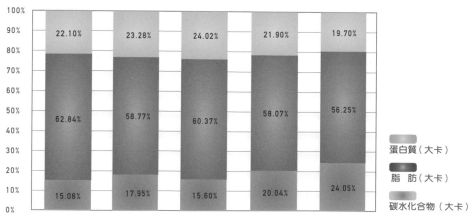

3 月平均 87.3kg　4 月平均 84.6kg　5 月平均 81.1kg　6 月平均 77.5kg　7 月平均 74.9kg

　　如果將重量換成卡路里，由於碳水化合物與蛋白質每公克都產生 4 大卡，而脂肪則為 9 大卡，因此整個脂肪比例會增加原先的 9/4 倍，其餘兩者則依比例減少。

建立減重的低 GI 食譜

　　大多數食物都同時含有三大巨營養素，加上一餐之中常會選用多種食材同時食用，而健康膳食指南也建議食物越多元越好，但需選出低 GI 的食物組合，建立起適合減重食物的膳食選擇表。

　　我將各類食物以碳水化合物與蛋白質，搭配升糖指數 GI 的高、中、低來組合與分類，製作下列表格，提供大家選擇低 GI 食譜的參考。越是低 GI 值的食物，用餐的順序越前面越好，才不會引起血糖急速上升，以及胰島素飆升，如果沒有適當活動消耗掉血糖，便容易造成頭暈的現象。

　　位於下表最左邊的食物屬於高 GI 值群，你會發現幾乎所有含糖與精製食物（白飯、白麵包、白麵）都在此；減重時，可以中間上方的非精製主食取代。另外一群是各種精製的含糖糕餅零食，都是屬於高 GI 的食物群，宜減少食用。

　　水果類與屬於蛋白質類食物的蛋、豆、魚、肉，以及牛奶與奶油脂肪都是中等 GI 值，可以作為減重者主要的食物來源。表格右方是屬於綠葉類的蔬果、菇菌與藻類，蛋白質中的豆類與奶製品，加上無糖的咖啡、茶等，都是低 GI 值的食物，可以多吃這類食物，並為身體提供重要的多元微量營養素。

　　綜合以上的 GI 數據，幾乎可以總結出心得：只要避開或少吃 GI 選擇表左方的精製與人工食品，而改以中間與右方的天然食物，用大數據觀念中的分類組合，很容易就可以幫自己在眾多食材中，組合成好吃又健康的三餐，真的就是這麼簡單！

升糖指數（GI）膳食選擇表

以純葡萄糖為基準值，設定葡萄糖的升糖指數 GI 值為 100								
高升糖指數 GI 食物 >GI 60			中升糖指數 GI 食物，GI 59~30			低升糖指數 GI 食物 <GI 30		
食物種類		GI 值	食物種類		GI 值	食物種類		GI 值
碳水化合物 糖類	冰糖	110	碳水化合物 主食與雜糧	糙米	56	碳水化合物 綠色蔬果	白蘿蔔	26
	精製白糖	109		燕麥片	55		竹筍	26
	麥芽糖	105		甘藷	55		青椒	26
	黑砂糖	93		全麥麵包	50		高麗菜	25
	蜂蜜	88		全麥麵粉	45		蘆筍	25
碳水化合物 主食與雜糧	白米飯	89	碳水化合物 蔬果	韭菜	52		茼蒿	25
	白麵包	95		紅蘿蔔	47		茄子	25
	法國麵包	93		牛蒡	45		芹菜	25
	吐司	91		蓮藕	38		花椰菜	25
	玉米片	93		洋蔥	30		苦瓜	24
	馬鈴薯	90		番茄	30		小黃瓜	23
	麻糬	85	碳水化合物 水果	葡萄	50		美生菜	22
	鹹脆餅乾	83		芒果	49		菠菜	20
	即食穀片	83		哈密瓜	41		青江菜	9
	米餅	82		桃子	41	碳水化合物 菇類藻類	香菇	28
	烏龍麵	80		櫻桃	37		木耳	26
	炸薯條	75		蘋果	36		蘑菇	24
	貝果	75		奇異果	35		蒟蒻	24
	牛角麵包	68		檸檬	34		海帶	17
	義大利麵	65		柳橙	31		昆布	17
	麥片	65		芭樂	31	碳水化合物 水果	草莓	29
	糙米片	65		木瓜	30		加州梅	29
	麵條	61					杏桃	27
							葡萄柚	25

以純葡萄糖為基準值，設定葡萄糖的升糖指數 GI 值為 100

高升糖指數 GI 食物 >GI 60

食物種類		GI 值
碳水化合物 蔬果	山藥	75
	山芋	75
	玉米	70
	南瓜	65
	芋頭	64
碳水化合物 水果類	草莓果醬	82
	西瓜 *	72
	鳳梨	65
	香蕉 **	61
	葡萄乾	57
含糖 零食	巧克力	91
	甜甜圈	86
	牛奶糖	86
	奶油蛋糕	82
	鬆餅	80
	仙貝	80
	餅乾	77
	蜂蜜蛋糕	69
	冰淇淋	65
	運動飲料	78

中升糖指數 GI 食物，GI 59~30

食物種類		GI 值
蛋白質 肉類 海鮮	牛肉	46
	豬肉	45
	羊肉	45
	雞肉	45
	鴨肉	45
	鮭魚子	45
	蜆	44
	干貝	42
	蛤蜊	40
	鮪魚	40
	竹莢魚	40
	蝦子	40
	花枝	40
蛋白質 豆類	碗豆	45
	豆腐	42
	納豆	33
	毛豆	30
	大豆	30
蛋白質與脂肪 蛋奶	雞蛋	30
	奶油起士	33
	鮮奶油	39
	奶油	30

低升糖指數 GI 食物 <GI 30

食物種類		GI 值
蛋白質 豆類	四季豆	26
	花生	22
	黃豆	20
	鷹嘴豆	10
蛋白質 奶類	低脂牛奶	26
	全脂牛奶	25
	無糖優格	25
無糖 零食飲料	黑巧克力	22
	涼粉	12
	黑咖啡	16
	無糖紅茶	10

* 西瓜升糖指數雖高，但富含水分，只含 5% 的糖分，升糖負荷（GL）72×0.05=3.6，屬於偏低。

** 香蕉的升糖指數雖高，同樣多含水分，卻含糖 20%，升糖負荷（GL）61×0.2=12.2，屬於中等。

以升糖指數（GI）選擇膳食組合，盡量避免表格左上方紅色高 GI 值食物，而是挑選中間與右方偏下的綠色碳水化合物，以及黃色蛋白質、脂肪食物作為膳食來源。

chapter 5

心跳、運動與睡眠

「人者心之器也。」──孫文

眾所皆知，生命是由心跳所決定。心跳停止那一刻，生命就隨之消逝。

因此古代人就認定心是生命的中心，是心在思考決定行為，但現代神經科學找不出這樣的證據。而根據型態解剖學的研究，認為腦才是行為思考與記憶的器官，而心臟只是幫浦血液到全身的重要器官。

多數的動物都只有一個腦，有些低等生物甚至有幾個控制周圍神經的「腦」。如常見的蟑螂，就有六個「腦」或是更精準地說有六個「神經節」，而每個神經節控制一隻腳，所以昆蟲是以有六隻腳來定義的生物。

我相信所有的人都討厭蟑螂，甚至想獵殺而後快之。但蟑螂並不笨，常常可以躲過人類的獵殺。我有時候會猜想，是否因為蟑螂有六個「腦」所以比較聰明？就像是電腦的發展進程，是由一個計算核心，變成雙計算核心，甚至四核心。但對於電腦科學家來說，如何協調多核心的運算，而不會有衝突，才是最根本也是最重要的問題。

我在 1989 年，在美國伊利諾大學為美國太空總署（NASA）

研究蟑螂步行的神經機制，好讓送上火星的六腳載體學習如何行走。透過蟑螂步行的神經訊號，運用神經網路的運算法，來決定六「腦」如何控制六隻腳，才能運作協調達到能夠行走又不會跌倒的行為。

當時我就發現了一個有趣的現象，原來這六個腦的複雜神經訊號，必須有一個發號司令者給予指令，這發號者像是遊行隊伍的前導指揮、樂團的指揮或是心臟病患者使用的心律調節器（pacemaker）。當時便發現了，原來複雜的神經與對應行為，是源自心臟有規律的心跳節奏。這樣的粗淺研究，似乎也呼應了古人所認為的「心」才是思維中心的看法。

因此在二十多年後，當我在作減重與健康管理時，就會特別注意心跳與健康的關聯，並以所量測到心跳的數據，作為健康管理的重要依據。同時觀察到，肥胖者常有心血管疾病，血壓高、血糖高與血脂高的現象，也是我的同儕與許多年紀相仿的朋友，都會有的健康問題。

以運動手環偵測心跳速率

當心臟跳動時，會帶動身體各處微血管隨著血量變化而擴張和收縮。運動手環上面的 LED 燈，會打光與偵測反射在皮膚上血量的變化，並運用演算法來持續量測心跳的速率，算出每分鐘跳動的心跳數，簡稱為心率。

一天之中，心率會隨著人體休息與運動量而隨時改變，例如，休息時心跳較緩慢，而走路、運動時，運動量越大心跳就會

越快。因此，在不同時間心率的表現是不同的。隨著一天中時間的變化所畫出來的心率線，就像是心電圖一般，透過配戴運動手環可以一天 24 小時監測，一年下來，這筆龐大的數據，對於健康管理會有莫大的幫助。

我的運動手環 APP，是以最廣為人知的公式來計算心率值，也就是先以 220 減去年齡，得出最大心率值，然後將最大心率值×50% 為最小心率值，前者是運動心率，後者是靜息心率。例如我 55 歲，最大心率值是 220-55=165，所以睡眠或休息時，心率應該是每分鐘 165×50% 約等於 82 下；當身體動起來，隨著劇烈程度心率也會增加，跳到最大值約每分鐘 165 下。所以實際上，心跳率是隨時跟著身體的運動在改變。

靜息心率（resting heart rate）是根據量測睡眠與清醒不動時的心率數據來估計，為了量測的準確度，建議睡眠時還是配戴運動手環，以持續量測心率。因為當您靜止不動或在睡眠時所量測到的靜息心率，是心臟健康的重要指標之一。根據美國心臟協會網站所述，「靜息心率為每分鐘平均 60~80 下，而身體健康的人通常平均靜息心率會較低。原因在於較常活動的人因為心臟肌肉狀況較佳，心臟不需要太努力運作，就可以將血液輸送到全身，因而靜息心率較低。」通常優秀的運動員的靜息心率可能只有每分鐘 40 下，隨著身體健康狀況下滑與年齡提高，靜息心率也會跟著增高。

我們可以用運動來改變心率，但是當休息或睡眠時，量測出來的心率值就很難受到操控。因此，我們或許可以藉由運動來改變心跳的速率，觀察靜息心率圖得知我們運動程度與身體健康的狀

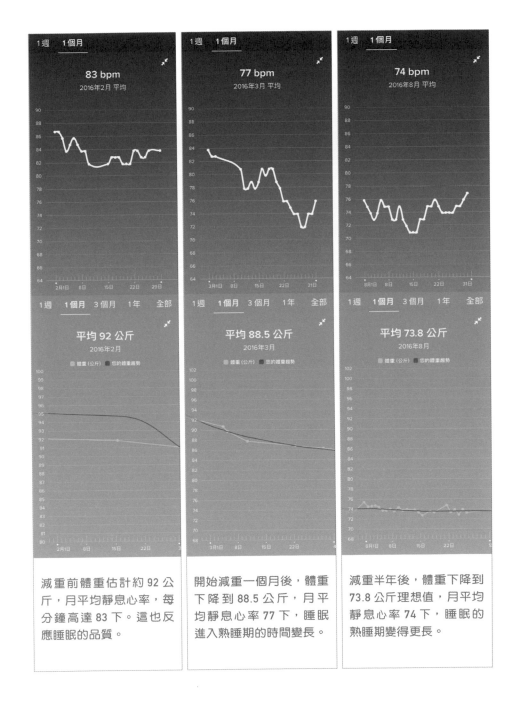

1週 **1個月**	1週 **1個月**	1週 **1個月**
83 bpm 2016年2月 平均	**77 bpm** 2016年3月 平均	**74 bpm** 2016年8月 平均
1週 **1個月** 3個月 1年 全部	1週 **1個月** 3個月 1年 全部	1週 **1個月** 3個月 1年 全部
平均 92 公斤 2016年2月	**平均 88.5 公斤** 2016年3月	**平均 73.8 公斤** 2016年8月
減重前體重估計約 92 公斤，月平均靜息心率，每分鐘高達 83 下。這也反應睡眠的品質。	開始減重一個月後，體重下降到 88.5 公斤，月平均靜息心率 77 下，睡眠進入熟睡期的時間變長。	減重半年後，體重下降到 73.8 公斤理想值，月平均靜息心率 74 下，睡眠的熟睡期變得更長。

態。尤其是個人長達幾個月的累積數據，更能反映身體的變化。

　　經過一年以上的心率與體重量測，我從個人數據中發覺到靜息心率跟體重有某種程度的關聯：體重減輕後平均靜息心率會跟著下降，換言之，減重之後心臟會變得更健康。在睡眠的各個時期，熟睡期的心率最低（以下說明），我的數據顯示，甚至可能進入熟睡期後的時間也跟著拉長，而這種關聯還需更多的研究數據來證實。

睡眠的控制──透過大數據掌握睡眠品質

　　我們都體驗過入睡的過程，常常不是一躺下就會睡著，或入睡後偶爾會有短暫醒來的時刻。醒來後，年輕的時候很容易再進入夢鄉；隨著年紀的增長，醒來後往往不容易再次入睡，有時嚴重到根本無法入眠。其實，一場睡眠可能會經歷幾個不同的睡眠階段：熟睡期、淺睡期、快速眼動期（REM）與清醒期四個階段。我所配戴的運動手環，提供心率感知器及敏感的動作偵測器，所以可以測量在上述每個睡眠階段的時間。由於每個時期長短所代表的意義不同，因此也能作為睡眠品質的判斷。

　　像是極短暫的醒來，自己並不會意識到，這種短暫的醒來，每一次的睡眠可能會高達 10~30 次，儘管如此，還是可以視為正常睡眠的一部分。但要是突然睡醒，若有所思，很難再入眠，就會造成類似失眠的困擾。

　　以入睡的進程看來，通常一入睡後，就會進入到淺睡期，這是每次睡眠的起點，身體在此階段會逐漸放鬆並減少移動，通常

只是持續幾分鐘就能進入到下一個階段。剛開始淺睡時，可能還處於半夢半醒之間，會有一點知覺，並且一受到驚擾很容易就會醒過來。但是進入熟睡期後，有時候可能又會跳回來淺睡期。淺睡期被認為有助於記憶與學習，應該占據所有睡眠時間的一半以上，對於復原心理與身體狀態有莫大的幫助。

當身體對外界的刺激沒有反應，很難被喚醒時，就是進入到熟睡期了，此時的呼吸緩慢且均勻，肌肉徹底放鬆，心率也會很規律，不會忽快忽慢。心率是判斷熟睡的一個重要依據，成年人隨著年紀越來越大，熟睡期的心率通常會下降。如果隔天睡醒後，覺得精神飽滿，往往就是進入到長時間的熟睡期。熟睡期被認為有益於免疫系統，以及運動後身體的復原，簡單地說就是能恢復體力。

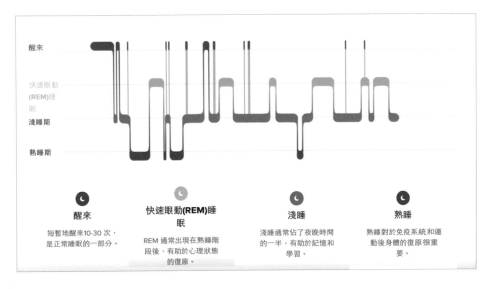

睡眠的三個時期。淺睡期後，可能直接進入到熟睡期或是快速眼動期（REM, Rapid Eye Movement）。之後，又可能回到淺睡期，這樣來來回回震盪，見圖。
資料來源：https://www.fitbit.com/tw/sleep-better

快速眼動期（REM）常常發生在第一次熟睡之後，而且比較常發生在睡眠中後段時期。當睡眠進入快速眼動期，大腦會越來越活躍，此時眼睛會朝不同方向快速移動，所以稱之為快速眼動期。此時心率會略為提升，呼吸也會逐漸變快，夢境則會栩栩如生。要是隔天醒來，覺得前晚作了一個好夢，就是表示有好的眼動期。

在快速眼動期，大腦會處理並整合前一天的資訊，以便將資訊儲存在腦中的長期記憶區。其他的研究量測顯示，快速眼動期可能與記憶和情緒之間有強烈關聯，換言之，與心理狀態的復原有關。

綜合以上對睡眠模式的研究，我們可以試圖將一場睡眠的四個時期，整理成下面表格，方便對各個睡眠時期的理解。

睡眠的 4 時期	預估比例（50 歲中年男性）	睡眠品質與生理的關聯
淺睡期	通常最長，占睡眠時間一半以上 40~60%	有助於記憶與學習，對於復原心理與身體狀態有幫助
熟睡期	最短，睡眠時間 8~16%	有益於免疫系統與運動後身體的復原
快速眼動期	睡眠時間 15~25%	與作夢、心理復原有關
睡眠中斷清醒	睡眠時間 8~16%	中斷太久，對體力與精神產生負面影響

7/23

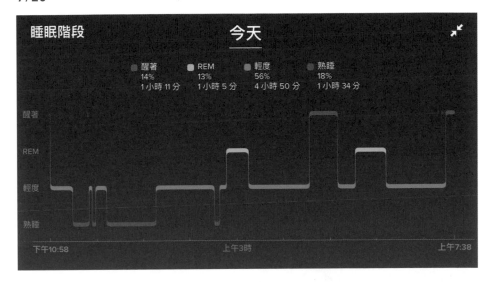

7/31

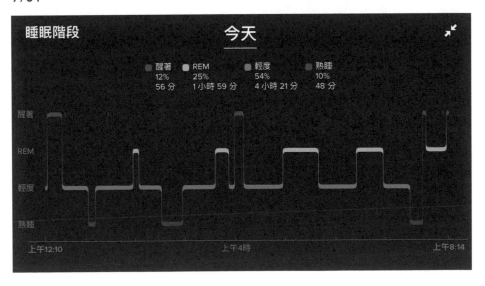

7/23、7/31 兩晚不同的睡眠模式，都會進入淺睡、熟睡後，才進入作夢的眼動期。
下圖 7/31 的快速眼動期（作夢）次數較多，時間也增加到 25%，但深睡期較短只
有 10%，靜息心率 76。而上圖 7/23 深睡期較長 18%，靜息心率 74。

怎麼知道睡眠情況好不好？

先看看自己的睡眠型態（Pattern），然後可以運用數據庫的簡單判讀方法做同儕比較（Ranking），也就是與自己同年齡中所有人的睡眠時期比較看看。

譬如某日，我的睡眠型態顯示，剛開始很快入睡，馬上進入淺睡期，接著又進入熟睡期，在兩個時期中漂動，中間有個快速眼動期，又進入淺睡期，到了快天亮四點多時，突然醒來，胡思亂想，竟然有很長的時間睡不著，還好後來又能進入淺睡期與快速眼動期來修補恢復身心。隔日的睡眠模式不同，雖然很難入睡，但是中途醒來後，很快進入淺睡，卻一直沒有進入熟睡，反而有很多作夢的快速眼動期。

但是以上的描述只能說明我的睡眠狀態，要如何才能知道我到底睡得好不好？我們可以運用運動手環的數據庫，跟同年齡比較看看。原來擔心中途醒來睡不著會不會有害，比較後發現，世界上有許多跟我一樣的歐吉桑，睡眠時有 12~24% 的時間會醒來，而我昨晚睡眠時清醒期占了 14%，還不算太差。

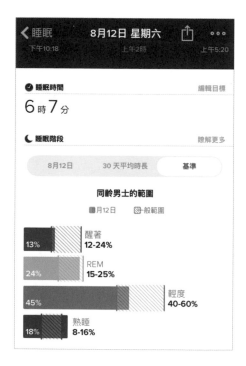

各階段睡眠時間與同樣年紀男子比較，用以判斷睡眠品質。

快速眼動期（REM）的部分，一般歐古桑會長達 15~25%，而我的只占 13%，偏少，難怪不覺得有作了好夢，隔日的精神並不覺得飽滿，可能是白天壓力太大了，連帶影響睡眠品質。

而我的淺睡期占了 56%，接近大多數歐吉桑 40~60% 中的高標準，時間夠長，還蠻不錯的。

最後的熟睡期有 18%，超過大多數歐吉桑的 8~16%，套句廣告詞說「明天的氣力，今天就給你準備好了」，消耗掉的體力都能夠靠睡眠恢復。

睡眠與體重的關聯

減重前，我的睡眠品質非常不好，常常無法入睡甚至有失眠的狀況，量測到的熟睡期的時間只有 4~5 個小時，減重後，睡眠的品質卻大幅改善。

從大數據中我看到，原來跟我同年紀的人，中斷睡眠後無法入眠的時間，占整段睡眠時間的 12~24%，真的是「日有所思，夜有所夢」。換言之，假如一天睡 7 小時的話，其中有 50~100 分鐘中斷睡眠。這是幾十萬人共通的問題。難怪有人說，年紀大了，睡不著睡不好，睡眠時間也變短了。

我有一個很特別的經歷，就是減重以來，臥室外連續一年半，有一對飛鼠常來打擾我的睡眠，不知是否因為這樣，反而訓練我另一套睡眠的模式。如果我是古人，大概就能以此寫成聊齋鬼故事。

許多人會利用睡前小酌來助眠，根據我自己的經驗，每次喝

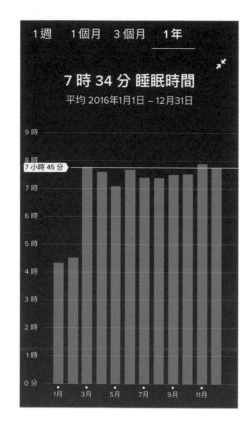

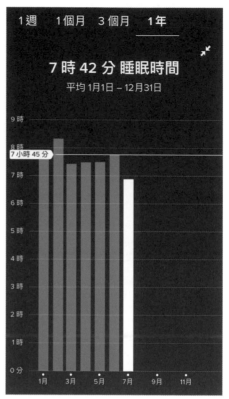

數據顯示 1，2 月減重前睡眠不足

3 月開始減重後，數據顯示睡眠大幅改善。

酒後雖然容易入睡，但如果中途醒過來，反而不容易再睡著。而酒後數據顯示，當晚的靜息心跳數會增加。有越來越多的數據顯示，酒精會縮短睡眠中快速眼動期（REM）的時間，而快速眼動期正是幫助管理心情（mood）的重要時段，因此要是喝了一夜的酒，隔日心情感到急躁不安，難以平靜，可能就是睡覺時缺乏快速眼動期，換言之，可能是缺乏作夢所造成的。將來會有更多

數據顯示，作夢可能可以幫忙解決百思不解的難題。在生物學上最有名的例子，是 DNA 雙螺旋結構，據說是夢到兩隻蛇交纏而獲得結構上的啟發。

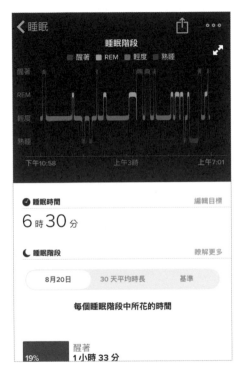
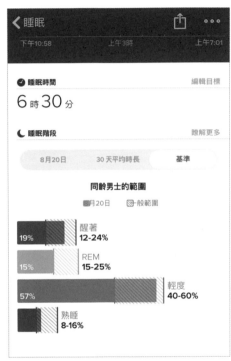

酒醉後的睡眠模式，中途清醒時間增加到 19%，而與作夢有關的眼動期似乎太少，只有 15% 的時間接近最低標。

良好的睡眠品質有助於減重

睡眠品質好，對於減重是否有幫助？最簡單的證據是，睡覺前與睡醒後分別量體重，很明顯得出體重減輕。我個人的經驗是睡一覺後，體重大約減重約 1 公斤左右。主要的原因是，即便我們在睡覺時，還是需要有基本的代謝量來維持生命，代謝的過程使用身體的能源——葡萄糖、脂肪或是蛋白質——提供能量，代謝產生水與二氧化碳，二氧化碳隨著呼吸排出，水由尿液在睡醒時排出。這也解釋了，為什麼睡覺後體重會減輕的狀況。

我現在的體重 74 公斤，如果睡覺 8 小時，會消耗掉 74 公斤 ×8 小時 ×0.9 MET（當量值）=532.8 大卡，這 500 多大卡的能源，主要是由血液中的葡萄糖提供，但如果我在睡眠前不吃飯或是醣類，當食物中來自其他可以轉換成葡萄糖的成分被用完的時

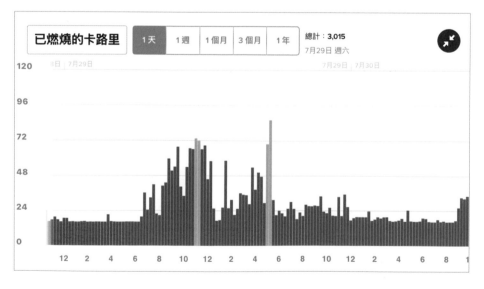

每天晚上睡眠時（11 點到隔天清晨 7 點）代謝所用掉的卡路里量。

候，就會改用脂肪當作能源，或是將蛋白質分解成氨基酸與酮酸（keto acids），合成為葡萄糖。所以脂肪與蛋白質一樣可以作為能源被使用。（見第六章說明）

這也是為什麼常常聽到有很多朋友為了健康或減重等因素，習慣晚餐不吃澱粉，或是很早吃晚餐，6 點之後就不進食的原因。我的用餐習慣很不好，往往早餐食慾不佳，而晚上食慾卻特別好，喜歡藉由大吃大喝來紓解白天的壓力。不過還是會克制不吃宵夜，並且盡量避免吃到含糖的食物，希望身體的代謝在缺糖的狀態下，能夠使用身體備用的脂肪來維持基本的身體代謝。試算如果我每晚的基本代謝都能夠用脂肪提供能源的話，每 1 公克的脂肪可以產生 9 大卡能量，而我睡一覺代謝需要約 532.8 大卡，就可以消耗 59.2 公克的脂肪。

歐吉桑減重祕訣

睡眠的減重祕訣

· 睡得飽可以減重。

· 減重過程會降低靜息心率，靜息心率越低，睡眠品質越好。

· 睡覺前不吃東西，尤其是含糖食物，讓身體燃燒脂肪來維持基本代謝。

· 晚餐盡量早點吃，或是晚上不吃澱粉，可以有減重的效果。

· 飲酒可能會造成快速入睡，但是中斷睡眠後反而難以入眠。

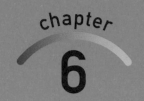

chapter
6

小運動大功效

　　我天性好吃懶動，在這種個性下，我從不會夢想自己的身體，有朝一日會跟巨石強森或魔鬼終結者阿諾一樣壯碩。但如果能跟米開朗基羅的大衛像，或是像達文西的人像比例，這樣就足夠了。

　　減重後的我，雖然一樣好吃，但從少動到多動，如今我對自己的體重與體態非常滿意，從懶動到多動，是我覺得在減重過程中最不費力氣，又最快樂的一件事。我最自豪的是，我已經將多動變成習慣，並持續了一年半以上，而且我相信還會持續下去。

　　我的多動方法很簡單，就是走路，盡可能地走動，最好能成為每日習慣。每天起床在家走動的步數有限，上班時走去搭捷運，進站後，大多數人都搭手扶梯，我則選擇一步一步延著紅線爬樓梯上月台候車，上車後，即使有空位也選擇不坐，因站立能讓身體肌肉持續活動。

　　出站後，同樣不用手扶梯，而是走樓梯下台階，最後再爬樓梯上六樓的辦公室。剛開始大量走路時，體重還未明顯減輕，爬到三樓就會氣喘。如今走路上下六樓一點也不費力，也沒什麼特別感覺，而且即使有時候在外忙碌，覺得身體比較累，我還是會堅持走樓梯上辦公室。這樣簡單又例常性的運動，單是上班（單

程）就可以走二千步，爬樓梯八層樓。

有時候與同事一起出門，大家還是習慣坐電梯，每次我邀大家走樓梯，同事就會說「走樓梯傷膝蓋啊！」我只好笑笑自行走下去，心裡並想「平常不鍛鍊，以後膝蓋可能會真的傷到啊！」我還記得有一次去爬台北最熱門的郊山——七星山頂峰，從小油坑登山口走到山頂，剛好是 101 層樓的高度，山頂上盡是些年長的大朋友，要是爬樓梯會傷膝蓋的話，這些長者恐怕也不能爬山了吧。所以我選擇相信，身體只會越用越健康，不會越用越退化。

除了利用上班途中的機會走路之外，接近中午休息時，我會找辦公室附近的公園散步，好累積一日的步數目標。不走不知道，繞一繞才發現原來巷子裡藏著許多有趣的小公園，有些公園還會標示走一圈的步數。利用中午休息時間，可以挑選走不同的公園、不同的巷弄，增加許多樂趣。遇到需要外出寄掛號郵件時，以前都請同事幫忙，現在如果有空都自己去寄，可以累積步數又可以讓身體健康，何樂不為？

這樣的走路計畫，通常在下班時已經可以累積到七、八千步。如果走的步數不夠，晚上回家後，就到附近河濱步道散步再增加個幾千步。回想以前身體胖的時候，工作後總是覺得很累，晚餐後就坐在沙發上看電視，成為名副其實的「沙發馬鈴薯」。難怪，肚子會越來越大，身體越來越胖。

朋友問我，是如何保持每日運動的毅力？我總是回答，主要是因為隨身帶著「教練」（運動手環），隨時可以諮詢今天的運動量如何。此外，我認為更最重要的是，無論做任何事，都要能樂在其中，才能夠持久。

神奇的一萬步

　　「神奇的一萬步」最早是日本人為了行銷計步器所提出的口號。對於大多數人來說，這是方便、簡單又免費的運動，只要有心、並稍微做一點路徑上的改變，很容易達到每日的運動量。

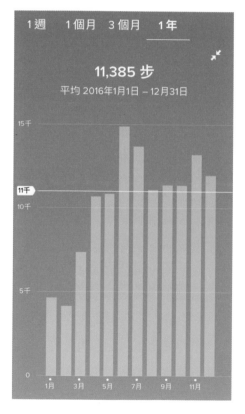

2016 年每月每日平均走的步數，
幾乎都達到一萬步。

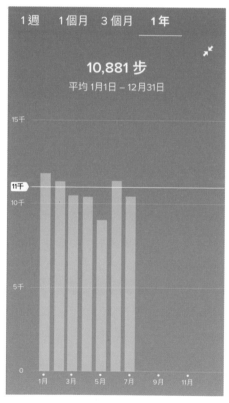

2017 年每月每日平均走的步數，
除了 5 月份外，每個月都達到一萬
步。

心臟病一直是美國第一號致死殺手，後來美國心臟協會（heart.org），也採用這個每日一萬步的神奇數字，用來提倡健康管理與降低心臟病的風險。。

走一萬步的時間，大約與台灣衛福部及美國疾病管制局所建議的每日運動 30 分鐘相當。日行一萬步應該可以降低疾病風險，過更健康的生活。根據 2010 年一項研究報告顯示，每日規律的運動，可能降低身體密度指標（BMI）、降低腰圍，讓生活更有活力，同時還可以降低第二類型糖尿病與心臟病疾病的風險。（ECU publication, 2010, Edith Cowan University, Australia）

換算日行一萬步，大約是 8 公里的距離。若從一大早起床在家裡走動梳洗準備上班，走路搭捷運或巴士到公司上下班⋯⋯等，林林總總的步伐都計算進去，其實不難達到這樣的目標。

在我的減重計畫之初，我每日走路的目標就是設定一萬步，減重之後為了增加卡路里的燃燒，改設定一萬一千步。這項萬步目標在過去一年半以來，幾乎每個月都能順利達到的目標，只有今（2017）年的 5 月，因為下海浮潛的時間太頻繁，無法用運動手環記錄到走路的步數。

運動的分散度、時間長短與強度

除了走路外，我的另一個活動目標是每個小時盡量能走 250 步以上，減少久坐的機會。然而也必須說，這個目標很難達成，因為常常忙著工作、或是開個會，就忘了起來走動。現在我會很刻意地提醒自己盡量做到，如果是搭長途火車或飛機，一小時就

會起來運動 5~10 分鐘。根據美國心臟學會研究指出，每天平均多坐一小時，罹患心血管疾病（如冠狀血管鈣化等）的機率就會增加 14%。坐越久血液循環就越差，儘管久坐之後的運動可以促進心臟血管的健康，但是不論運動量多麼大，還不如隨時隨地的運動，以免「久坐對個人有顯著的負面影響」的情況發生。因此，與其為了要降低罹患心血管疾病的風險做運動，還不如「減少久坐不起的頻率與時間」。（參考資料 11.）

再說，久坐也和肥胖、體重增加有正相關，因為肥胖正是罹患冠狀動脈性心臟病的危險因子。研究數據顯示，每個人一天平均坐 9 小時，而這 9 小時中，上班族有將近 7 成時間是在辦公。世界衛生組織（WHO）表示，「不活動」是成人健康第四大殺手。甚至久坐與致癌風險也有關。（參考資料 12.）

我靠多動改變我的生活習慣，也改變身體的體重，甚至心理狀態。工作遇到不順利時，為了不要把情緒帶回家，放在心中也難過，煩惱時就先去散步，往往會越走越快樂，越走越不累，身心還會越來越輕巧。

世界衛生組織建議，成人每週運動應累積至少達 150 分鐘的中度身體活動，兒童青少年每週運動應累積 420 分鐘；美國心臟協會則建議每週至少要有中強度運動 30 分鐘 5 次，與世界衛生組織的 150 分鐘建議相似。只是兩者最大的差異在於世界衛生組織建議的是每週的運動總量，但並未說明每次運動時間的長短或次數，與一次運動達到 150 分鐘是否有差別。

至於活動的強度，運動手環是以代謝當量值（MET）來計算活動分鐘數。運用新陳代謝當量值（MET）有助於測量不同活動

的能量消耗。由於 MET 的計算是在不同體重的人之間進行比較，因此廣泛作為運動強度的指標。舉例說明，MET 1 代表身體靜止休息，運動手環追蹤器會計算活動的強度，藉此估計您在任何分鐘內的 MET 值。譬如快步行走、有氧鍛鍊和跑步等中強度各種活動，心跳較快落在有氧區段，此時就可能被記錄成運動時數。

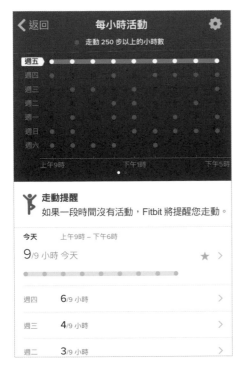

這一週忙於工作，常常忘記要起來走動，只有一天達到目標。

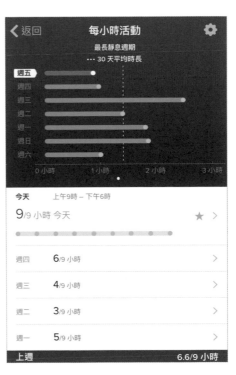

走動提醒同時可以計算久坐的時間。圖表顯示僅週五達成每小時均有走動，使久坐的時間也低於 1 小時。週三白天 9 個小時只有 4 小時有達成走動目標，數據也顯示久坐時間最長。

因為美國的疾病管制局（Center for Disease Control，CDC）同樣建議運動的時間「一次運動以 10 分鐘以上最佳」的概念，因此要持續進行中度到強度的活動 10 分鐘以上，在運動手環上才會獲取活動分鐘數。（參考資料 *13.*）

由此來看，累積活動量最好是在白天 9 點到 18 點之間，每小時至少走動 250 步，以分散久坐對健康所造成的危害。而每天至少累積 10 分鐘的中、強度運動，這對於沒有上健身房或跑步運動習慣的我，只能運用快步走動或是多爬樓梯的方式，讓心跳加快，以達到運動手環中新陳代謝當量 MET= 3 的「運動時數」標準。

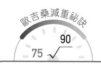

運動量卡路里的評估：MET

代謝當量值（Metabolic Equivalent of Task, MET）指的是當靜坐休息時，身體消耗的卡路里量。通常是將 1 個 MET 定義為每公斤體重每小時消耗 1 大卡（1kcal/kg/hour）。MET 也可以作為計量活動強度的指標。由於每個人體重不同，像我的體重 74 公斤，當我靜靜的坐著 1 小時所消耗的卡路里計算：74 kg × 1 hour × 1 MET = 74 kcal，這也是我 1 小時的基本代謝量。我一天的基本代謝量就大致會是（74kg × 16 hour × 1 MET）+（74kg × 8 hour × 0.9 MET 睡眠）= 1,716.8 kcal 大卡，我的體脂計量到的是 1,693 kcal 大卡，兩者的差距不算太大。

而各種活動量所消耗的能源強度不同，MET 值也不同，大致上可以參考下面表格，用來計算出消耗的卡路里。

活動	MET
輕量級活動	< 3
睡眠	0.9
靜坐休息	1.0
寫作，桌面工作，打字	1.8
步行 (2.7 km/h)，在平地上，非常緩慢的速度	2.3
步行 (4 km/h)	2.9
中等強度活動	3 ~ 6
慢速騎行（在固定自行車上，50 瓦特）	3.0
步行 (4.8 km/h)	3.3
柔軟體操，家務	3.5
步行 (5.5 km/h)，中速	3.6
正常騎行 (16 km/h)	4.0
慢速騎行（在固定自行車上，100 瓦特）	5.5
強度略高的活動	> 6
慢跑	7.0
較高強度的身體訓練（伏地挺身、仰臥起坐、引體向上、開合跳）	8.0
慢跑	8.0
跳繩	10.0

資料來源：維基百科

MET 是一種簡易計算身體耗能卡路里的公式，然而一天的活動很複雜，卡路里量勢必很難計量。研究上可以用攝氧量來計算，每 1MET=3.5ml 氧氣量 /kg/min，然而這種儀器並不容易攜帶與使用。而運動手環如果能量測心跳率的話，一樣可以計算出基本代謝量與運動代謝量。

以運動心率來調節運動量

除了靜息心率之外，根據美國心臟協會的建議，將運動的心率數值範圍，分成尖峰區段、有氧區段、燃脂區段三個運動區段，每個區段都會反映出身體的運動量與代謝情況。

1. 尖峰區段：為心跳達到最大心率的 **85%** 以上，也就是我的心率為每分鐘 **140** 下以上。

這個區段為高強度的運動區段。尖峰區段為短時間高強度的運動，通常會感覺到喘氣與心跳急速跳動，這種強度的鍛鍊可以改善肌肉的表現和速度。在這種強度運動時，身體需要快速的能源提供給肌肉，才能有爆發性的表現，有文獻表示，在代謝上，身體需要的是像葡萄糖這種可快速運用的能源。

2. 有氧區段：指的是心跳達到最大心率的 **70~84%** 之間。相當我的心率每分鐘 **115** 下到 **140** 下之間。

心率在這個區段，往往是中等強度的運動，如快速走路或是走樓梯，是稍微有點出力，但還不至於感覺到疲累的運動狀況。對於大多數人來說，運動目標通常都是要讓心跳落在此區段。

3. 燃脂區段：是心跳達到最大心率的 **50~69%** 之間。相當於我的心率 82 下到 115 下之間。

　　心率在這個區段，是低到中強度的運動，如悠閒的散步。生理上，這是燃燒身體脂肪的最佳運動方式，但也有人會擔心此種運動的總卡路里燃燒的不夠，運用這種運動方式沒辦法運動到核心肌群以增加肌肉量。

4. 靜息區段：當心跳低於最大心率值的一半 **50%** 時。相當於我的心率 82 以下的心跳範圍，都被偵測並歸類為靜息區段。

　　這個區段指的是當清醒、冷靜、覺得舒適且未費力活動的情況下所測得的心率，包括睡眠或醒著時，沒有在運動時的心率，例如睡眠、休息看電視等身體沒有運動，心跳速率的表現。

　　APP 上的心率圖會將一天四種心率顯示出來，並用顏色區分，跳最慢的是休息區段，用藍色顯示，有運動時在燃燒脂肪的用黃色表現，而中等強度的運動用橘色，最強的心率峰值用紅色表示。並將一天之中有關運動的三大心率區段時間統計出來。（參考資料 *14.*）

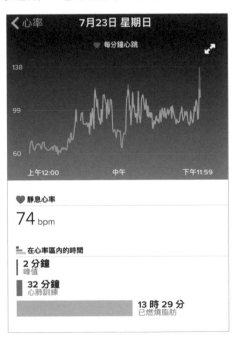

另一個角度是看長時間的卡路里消耗量

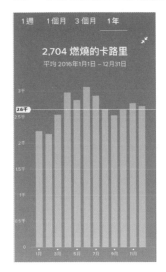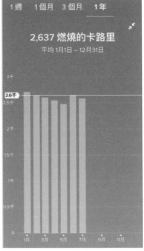

每月平均日卡路里消耗量。減重之前（16/01~02）由於體重高達 92 公斤，所以基本代謝量也高，消耗卡路里大。而減重初期（16/04~07）明顯超過設定的每日 2,600 大卡，表示運動量大增。

減重後，設定每月日平均消耗的卡路里為每日 **2,600** 大卡，這數值也包括基礎代謝量約 **1,700** 大卡，換言之，若要達標，需另外透過運動的方式，燃燒約 **900** 大卡，或是盡量減少食物的卡路里，當身體缺少卡路里能源時，就會燃燒儲存的脂肪，進而達到減重的目的。

我個人運動的原則、運動的強度是由心跳來決定，也相信隨時隨地分散式運動會比找一個時間來劇烈運動的效果好。運動手環所量測的心跳，只要有在活動，心率就會上升到每分鐘 **82** 下以上的燃脂區段，在這個區域的活動都算在每小時起身走 **250** 步以上，可防止久坐所帶來的毛病。

當運動量讓心率跳到每分鐘 115 下時，相當於有氧區段，也是有點費力喘氣的時候，運動手環會將此時的活動量算入運動時刻，建議每天最好有 30 分鐘以上的運動時刻。我如果要進入這個有氧區段，會參考運動手環上的心率數，發現快步走動加上雙手擺動，或是攜帶 5 公斤以上的重物走路，甚且連續爬樓梯或是在家裡定點小跑步、做體操，都可以輕易地讓心率拉高到這樣的數字。

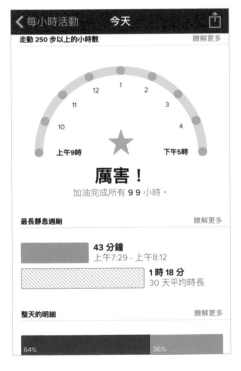

多動的習慣，要養成每小時起來活動至少 250 步。

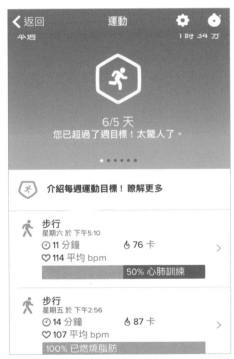

每天的中、強度運動（心跳落入到有氧區段，以最高心跳值的 70~84% 之間）建議每天要有 30 分鐘以上。

快樂散步才能持久

我喜歡下班吃完晚餐後，到社區附近的河濱散步。我的散步有個大樹下、星空下與上上下下的「三下原則」。以增加走路的樂趣，進而愛上走路。

「大樹下」指的是白天到公園散步，無論公園的大小，走在樹下既涼快、空氣又比較好。由於白天常常久坐辦公室工作，所以常利用中午休息時間到附近的公園運動，探索隱身在都會區的小公園是一大樂趣，更可欣賞不同都會公園的風貌。

「星空下」指的是夜晚的散步，公園的夜晚雖是個好選擇，但累積了一天路過車輛的廢氣，如果可以到空曠地區，會有較大的星空視野，開闊的空間也可以讓人解除一天工作的疲勞。我習慣到河濱公園的步道上行走，也可以見到許多為健康因素散步的人們。學校的環形操場也是一個很好散步運動的選擇，唯一的缺點是繞著走有點單調，優點是下雨時比較好走。

第三個「上上下下」，指的是希望可以在散步與走路時，地形有高低的變化，這樣不會單調造成無聊，而且可以故意在上坡時加快腳步，造成心率上升，達到有氧運動的目的。

如果你問我為甚麼不乾脆跑步就好，我的答案是我有點懶，懶得換上跑步的裝備。所謂裝備是運動服裝或至少有一雙慢跑鞋吧。但是我去散步，常常夏天就穿著拖鞋，冬天就著上班鞋，不好意思說，連慢跑鞋都懶得去換。

從走路「上上下下」角度來看，大的車站體也是一個好的選擇，但必須要有不要跟別人共用手扶梯的習慣。每次走在車站的

樓梯，心情就很愉快，不想跟大多數人擠在手扶梯上，「讓路」給我專用道，又對得起我的運動手環，在爬樓梯的過程中，運動量比較大，呼吸量變大心率也較快，是可以累積每日的有氧運動時刻，心情感覺既健康又舒暢。

如何判斷運動強度夠不夠

當然持續運動的成果，不但讓心情舒暢，身體的各項健康數據也會如實地呈現出來。根據我的心率數據，可以計算出有氧運動程度且得到一個指標分數，此分數相當於運動時身體所消耗的最大氧氣量，也就是最大攝氧量的估計值。再以此最大攝氧量與同年齡同性別的大數據資料庫作比較，就可以得到不同層級的所屬級別。

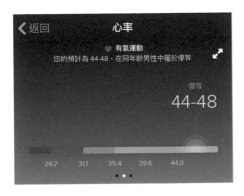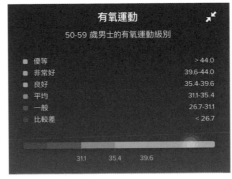

我的有氧運動等級經計算後列為 44~48 分，介於最好與優等等級之間。

要提升最大攝氧量的方法之一，就是增加運動的強度。只要持之以恆運動，並且有足夠高強度的運動，長期下來不但會提高有氧運動的能力，甚至能改善日常運動模式，並可能提升 20% 的攝氧量。

　　有氧運動的等級也能反應出體重的健康性，因為身體過重時運動會更吃力、心率會增加。透過健康減重的過程，只消耗掉身體脂肪而不消耗肌肉量，一樣可以提升最大攝氧量。

　　經過減重與適當的運動後，我的運動手環告訴我有氧運動量，再比較世界各地同年齡層的歐吉桑的等級，我得到 44~48 分等級，是屬於非常好到優等的等級。但如果與小我 20 歲的美國馬拉松紀錄保持人 Ryan Hall 的 81 分比較，當然有天壤之別。

懶人運動法

- ・每天盡量走一萬步
- ・分散時間的小運動功效比一次性劇烈運動好。
- ・將運動融入每日的作息活動中,也就是找盡理由走動。
- ・避免久坐,儘量每小時都能走動 5 分鐘以上。
- ・每天至少有中強度的有氧呼吸累積運動 30 分鐘,我喜愛用快走與爬樓梯的方式進行。
- ・每週至少累積到 150 分鐘的有氧呼吸。
- ・快樂散步的「三下原則」,大樹下、星空下與上上下下等變化,以增加走路的樂趣與有氧運動量。

習慣決定一切，
歐吉桑的減重模式與步驟

養成健康的生活習慣是減重的最大利器，而健康的生活習慣，同時是結合選擇適合的膳食方式，隨時隨地活動，良好的睡眠以及我個人加入的數據量測與記錄，綜合以上方法所建立。過程中，我認為最大的關鍵，是如何營造每日快樂又正向的健康習慣，不但能夠減重還可以不復胖，高血壓、高血糖、高血脂三高的問題，同樣可迎刃而解。

當然最重要的，還是要遵照醫師與營養師所建議的健康模式：多運動與均衡飲食。

人人都有這樣的健康概念，但要怎麼達成？

我在這裡加上量測方法與數據，藉以達到醫師與營養師的指示。利用行動載具的行動醫療（mHealth），嘗試進行類似「個人交叉臨床實驗」（N of 1 trial）的減重實驗，持續觀察各項運動與飲食數據對體重的影響，時間長達一年半以上，目的在找出健康管理模式，與養成符合我個人的健康習慣。

歐吉桑減重的作息模式

起床第一件事，就是上廁所解決大小號，清空一晚的代謝。

有人會認為小號容易，大號則不容易，不是說來就來。確實，大號得依據前一天所攝取食物中的纖維夠不夠，還有腸中的益生菌作用好不好。我則是再加入心理因素，因為稍後要「淨空」量體重，就像是體檢前要空腹。我自己的規定是除了要空腹之外，也希望在大小號後量，這樣檢測到的體重才會是最輕、最漂亮的數字，好讓自己一日之始的心情就非常愉快。

　　此外，回想自己在幼兒時期，父母會訓練我們定時大小便，如今我們自己當然也可以訓練自己大小便的時間。所以我起床的第一件事，就是去上大小號，即使沒有順利排出，也要去做這個動作。奇怪的是，久而久之，身體便會按照你的意志，順利把昨天累積在身體的廢物排出。這就是我美好的一天的開始。

　　附註一點，我每天一早清醒後，便開始彎腰起身，並重複 38 下，也就是仰臥起坐，因為怕很多人做不到，所以沒有特別列入減重的作息中。我自己剛開始也做不到 20 下，最困難的是做第一下仰臥起坐，前幾下用手肘撐一下、姿勢不美也沒關係。奇怪的是，做了幾次之後，身體的彈性會變好，越容易做。我從剛開始肚子部位「大腹便便」做不到 20 下，也不給自己壓力，每天增加多做幾下，持之以恆，越做越輕鬆。三個月過去後，已經可以輕易做到 38 下，小腹與腰圍隨著我減輕的體重也越變越小，四個月減重成功後，小腹從圓桶狀變成六塊肌，腰圍也從 40 吋腰減到 32 吋腰。至於為什麼要選 38 這個數字，因為覺得起床第一件事就做仰臥起床，沒有任何科學根據，說這樣腰圍會變小，自己有點三八，所以就每天一直 38 下去。另外，也或許做了 38 下仰臥起坐，刺激胃腸運動，所以排便會比較順暢，這部分完全

是經驗談，沒有科學根據，也沒有量測記錄，算是我自己的「祕方」，參考就好。

另一個奇特的想法，是起床後做仰臥起坐，似乎可以幫我消耗肝脂肪，尤其是前一天飲酒後，高熱量含糖分的酒精要靠肝臟處理，而脂肪是由葡萄醣類轉化而來的備存燃料。因此，我臆想著藉由稍微劇烈的仰臥起坐，把肝附近的脂肪燃燒掉，當然這也沒有科學證據，因為科學研究指出：「你不會動哪邊就瘦哪邊！」換言之，嫌自己大腿粗，多運動大腿來變細是沒有用的，因為這是遺傳使然。既然如此，還好我 20 歲當兵時曾經練出 6 塊肌，既然我的遺傳有給我 6 塊肌，我就把身體變回去吧。

起床第二件事，使用體脂計量體重與脂肪率，並做記錄。

體重，是反映前一天膳食與活動的情況。開機後，再等體脂計校正微調，站上體脂計並用雙手握電流量測棒，請特別注意若是剛上完廁所，記得把手先擦乾，否則你的身體脂肪率會攀升。量測幾秒後，體脂計會將體重（kg）、身體質量指數（BMI）、體脂率（%）、肌肉率（%）、內臟脂肪率（%）、基礎代謝（kcal）、身體年齡等參數，記錄到體脂計裡個人設定的帳號中。

因為我手機的 APP 無法傳輸獲取這些資料，所以剛開始我就用手機拍下來，也算是一種記錄。之後再手動輸入到手機的 APP 中，或是輸入到我自己用試算表 excel 所做的日記中。這樣持續每天做了一年後，除了已經可以掌握身體的狀態之外，也慢慢偷懶了。目前只有在每天量測完畢後，將體重與體脂率兩項數字記錄到手機的 APP，程式便會計算出身體質量指數（BMI）、肌肉率（%）、基礎代謝（kcal）等數。

進食早餐

　　每天清晨甚至在每一餐進食前，我都養成先喝一杯 **300cc** 的溫開水的習慣，開水的溫度夏季大約是攝氏 **30** 度，冬天則稍微加熱，水溫接近體溫，身體比較容易接受沒有負擔。我個人相信水是健康食物的一種，早晨的第一杯水，除了告訴我的腸胃要進食工作了，也可以讓胃有飽足感，減少食量。

　　我的居家早餐大都是自製，很少加工食物，這都得感謝內人的辛苦準備。早餐的種類也蠻固定的，先吃一顆水煮蛋，喝一杯朋友親自烘焙的咖啡豆與牛奶製作的無糖咖啡拿鐵，因為拿鐵中的牛奶就有糖分，這樣就有足夠的蛋白質與脂肪。接著，再吃水煮青菜與水果，水煮青菜中我最喜歡吃花椰菜，無需調味，有時候配著咖啡拿鐵喝。水果我最愛高纖維質的芭樂，家裡小朋友不喜歡這樣吃，所以會混搭較有甜味的蘋果或其他水果。這幾乎是我家每天的早餐菜色，菜與水果一定是準備夠我們吃飽的分量。

　　我們夫婦一年半以來，幾乎每天早餐都這樣吃，沒有再吃傳統的包子、饅頭、稀飯，有時候會再加一點自製的無糖優格，要是偶爾偷懶，而到早餐店買早餐時，我只會點鹹豆漿或是清漿，一杯喝不飽，可以喝兩碗。基本上，我們的早餐是吃到不餓就好，但是白開水一定要喝夠。要是我父親看到，一定會念我，早餐怎麼不吃飽一點！殊不知像我這種上班族，比以前勞動者的運動量差別太大了。

每天的減重早報

　　我的早餐時間，通常也用來觀測每日記錄的數據庫。首先，

先讓運動手環與手機同步，下載更新前一晚的心率與睡眠數據，再輸入起床如廁後所量得的體重數據。接著，我會先看我前一晚的睡眠模式，也就是 APP 中量測到的睡眠品質數據，並試圖連結實際的睡眠感受。APP 會告訴你入睡與起床的時間，昨晚睡覺的靜息心率，睡眠中醒來幾次，以及不同階段的睡眠模式，簡言之，就是昨晚睡的好不好。

接下來要看的是，噠！噠！當然是體重與體脂率。

由於長期的記錄，逐漸訓練出自己對身體各項數據的敏感度，透過體脂計讀取輸入體重與體脂率這兩項數字時，其實心裡就有底了。要是今天量到的體重比昨天重，而且重一公斤以上，那就要小心了，一定是昨天吃多了不該吃的食物，或是昨天走路的運動量不夠（此時可以去看昨天的運動量與走路數據），這種情況常會發生在忙於工作，或是開會應酬吃多了所造成的。如果所量的體重顯示過重了，今天就要控制少吃一點，例如考慮一餐不要吃，或是今天要多做一點運動來消耗掉體重。由於我不是「運動控」，所以比較偏好作少吃的飲食控制，或是多少增加一點運動，不會用劇烈的運動來補償。

反之，要是今天量的體重減輕了，自己就要回想昨天的生活作息，有哪些是符合減重的因素，並記錄起來。要是不太清楚或是不確定影響的因素，今天再來實踐看看。這是正向的循環。但是老實說，人心難免偷懶，在得知體重變輕的同時，總是會想試試被自己管制的食物，譬如所有的甜點我都可以放棄，除了冰淇淋與酒類。要是知道自己減重了，偶爾還是會大吃冰淇淋。

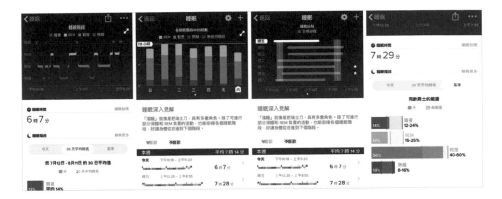

我的一晚睡眠分析，入睡與睡醒時間，時間長短，各時期的比例與大數據庫同年紀者的比較。

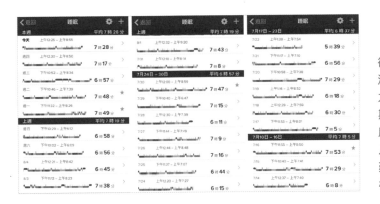

從我的幾週睡眠量測中，看到熟睡期大多在睡眠的上半期，中間醒來上廁所之後，就很難進入熟睡期。有時候難以入眠，很少有機會進入熟睡期。

工作途中累積運動量

　　自從有了神奇一萬步的魔法，每次想到去上班就可以有「走路」運動，於是對上班就特別有動力。以前上班不是騎機車就是開車，無論怎麼到達辦公室，走路的機會都不大。開始減重以來，戴上運動手環，計步器會計算出身體走動的步伐與爬樓梯的樓層數，當然並不需要正經八百走路運動才算步數，在家中活動走路

也算在內。不用擔心這樣哪叫走路，會不會根本不準？放心好了，運動手環透過你的心跳率來監測活動量，從你彎身起床那一刻起，你的心跳就會隨著身體的活動而加快，更不用說，起床走到廁所那 10 步，也算你一天走路的量。這時候心跳率，以我來說，就從躺著的心率每分鐘 72 下左右，到站起來的 90 下，緩慢走動的話，心率就上升到 100 下。

走路去搭車或捷運更不用說了，這是啟動身體的最好時機。

我的上班路線，是經過公園，走一段下坡路，經十字路口到達捷運站，沿路都有樹蔭，晨間走起來怡人。我要是看到十字路的紅綠燈快轉綠時，我會用適當的速度跑步過去，故意讓心跳再加快一點到有氧運動程度，也就是我的心率每分鐘 115 下到 140 下之間，這個好處是會算入每日 30 分鐘的運動量中。其實另一個方法是在等紅燈時，原地踏步走也可維持高一點的心率，但是這樣容易驚擾到他人，被認為是怪叔叔。所以我會故意轉彎走過路口，轉頭看路燈秒數，時間快到時，就回頭跑回路口。

刷卡進入捷運站後，我都走個人專屬通道——爬樓梯。因為大多數的人都搭手扶梯，我怎麼能浪費這個運動的好機會呢？爬二層樓梯的心率相當於中等強度的運動。

捷運電車來，即使有空位我多半會選擇站立，不會去坐。有人會覺得怎麼可能，上班族往往都睡眠不足，要找機會休息。我的想法不同，因為我早餐不吃澱粉，據說食物中沒有澱粉或是升糖指數高（GI）的食物，血液的葡萄糖濃度不會急遽升高，胰島素也就不會大量分泌，因此不會感到頭暈想睡覺。

站著比坐著更能消耗掉卡路里熱量，以心率來看，活動量也

比坐著高。總之，是想盡辦法燃燒掉身體的卡路里。

到站後，一樣是走路到辦公室，我辦公室在六樓，現在已經可以輕鬆爬上去。如此一來，一天所設定的走路一萬一千步與十層樓，一天才要開始，就完成了二千步與六層樓。

辦公室的走動

一進辦公室，照慣例就先喝上一杯 400cc 左右的白開水，以彌補上班途中流汗喪失的水分。我的工作屬於坐辦公室類型，常常在工作中忘了起身活動。運動手環，剛好可以給我每小時 250 步以上的警告，我跟同事說好，如果看我像小學生下課突然起立，站在原地踏步走，請勿驚訝。我只是上了年紀，新陳代謝慢，不想久坐對健康造成負面的影響。

為了讓原地踏步有趣，時間過得快一點達到目標，我會屈肘握著拳頭，快步走 20 下，然後轉 90 度，同樣快走 20 下……這樣四面轉了一圈，就有 80 步了，四個方向共轉個 3 圈就有將近 250 步了。

每小時走 250 步以上的活動量，是我覺得最難達到的項目。常常一專心工作，或是忙著與人交談，就會忘了走動。要是出差時，長途開車、坐火車、坐飛機，更容易忘記，也很難在狹小的空間走動。所以我一週 7 天之間，能達到從上午 9 點到下午 5 點，都能在 9 個鐘頭內，每小時有 250 步左右的運動量，實在不多，一週平均能有兩次 9 個鐘頭達成滿貫，我就很滿意了。即便如此，還是盡量去實踐，我相信分散式輕運動，是個符合我個人習性，維持健康的好方法。

工作時，如果有空，我喜歡作跑腿的事情，例如到郵局郵寄、銀行匯款、購物採購小東西。一來可以有機會運動，二來可以變化工作環境，增加工作效率。我最自豪的是，從減重以來，上下樓進辦公室，自始到終沒有坐過電梯。同事說爬樓梯會傷到膝蓋，不肯走樓梯，結果我不聽勸告，反而是腳力越練越好，膝蓋越來越健康。只要有時間去一趟郵局，就可以賺個 1,000 步，上下共爬十二層樓的「健康活動」，何樂不為？

平日工作午餐

我很幸運可以吃家裡的無糖或是低糖便當。進食前，又是一杯白開水或溫開水，加上便當沒有湯，就以開水取代湯。

家裡的便當主要是水煮的蛋、豆腐、綠色蔬菜與肉類，調味品盡量用香料就好，蒜頭與辣椒，或是用印度與泰國咖哩粉調味以提高食慾。其實分量寧願準備得不多，只要吃到不餓就可以，這樣也不會有廚餘浪費的問題。一般人家裡不會費勁去作油炸，加上我不是很喜歡油炒食物，水煮或是生食配上香料，就是我最常吃的烹調方式。最重要的是，這樣的吃食法可以避開添加的沙拉油，我寧願吃自家提煉的豬油，對工廠大量生產的沙拉油敬而遠之。

改變外食習慣

儘管平日午餐難免會有沒帶便當的時候，這時候就非得外出就食。辦公室周圍 500 公尺內的餐廳幾乎全部吃過，我的首選是

迴轉壽司。在沒減重之前，我就喜歡涼食與生魚片，因為種類多可以任君選擇。我的食量頗大，每次去吃迴轉壽司，一頓大約都要8~10盤才能吃飽。減重之後，稍微改變了吃法，只吃生魚片的肉、手卷與各式小菜，不吃壽司的米。奇怪的是，這樣只吃6盤就足夠一餐的需求了。可能是在吃主食之前已經先喝一杯熱茶充飢，加上所點的都是富含蛋白質的肉類，分量雖少，但因為消化速度比較慢，所以容易有飽足感。

涮涮鍋也是我喜歡的外食選擇，因為可以自己選擇食材自己烹煮。我會問老闆可否將飯麵冬粉等主食換成雞蛋，如果老闆說不行，就不必送了。如果附餐有任何甜飲，我只會選擇無糖的黑咖啡或無糖的茶，絕對不喝袋裝的加工咖啡。如果都沒有提供無糖飲料，我會只要一杯溫開水，再沒有的話，反正我會隨身攜帶保溫水壺，就喝自己帶的開水。

剛開始會覺得不吃主食與甜飲很浪費，但是想到這些糖分進到身體內，要花多大的運動量去消耗掉，若是沒有消耗完，囤積在身體內成為脂肪，想想就怕了。還是先灌一口白開水，身體就不會有想喝飲料的慾望。

雖然街道上充滿了誘人的飲料店或是便利商店，我用一種偏見的方式來克制自己購買的慾望。我的偏見方法是，觀察視野所及拿隨手杯飲料邊走邊喝的路人，要是剛好是身材發福的人，就會警惕自己：「喝了可能就會變成那樣。」至於便利商店的飲料，只要看一下飲料包裝上所標示的含糖量，你就會發現，幾乎所有的飲料都含糖，而且是驚人的糖分。只要想到這些糖沒有消耗掉的話，就變成自己身體的脂肪，還是乖乖喝自己帶的開水吧。

只是，外食總不能只選擇迴轉壽司與涮涮鍋，有時候出差只有小吃店可以選擇的話，我就會只點燙青菜、湯、肉、蛋或豆腐的小菜，老闆每次都會問我要吃什麼麵或什麼飯，我就回答不用。老闆看我點了一堆小菜，雖然沒有主食，但消費的金額約是別人的兩倍，大概也樂見我這種點法。

有時候跟朋友吃飯，如果是吃桌菜就最容易控制了。只要吃肉、菜與湯就好，一樣可以吃得飽。偶爾朋友會說去吃好吃的小吃，我也不掃興跟著去。但是就先聲明，我是「吃拉麵不吃麵，吃肉圓不吃皮」的人。朋友看我這樣的吃法，再看看我減重後的身材，也不好意思責備，因為生平沒有見過有人是這種吃法，恐怕也是一種震撼。

會議期間的飲食

會議期間吃別人提供的便當，當主辦者問我要葷食或素食時，我會說要無糖無澱粉餐，大多數人會很疑惑，最簡單的方法就是，葷食便當不要放飯就好，而且最好是不含炸物的葷食，如滷排骨或是烤肉。或許你會問，為什麼不點素食的便當？這也是我的偏見之一，因為大多數的素食便當，有許多豆類的油炸加工品，而且以沙拉油油炸的食物，我也敬謝不敏。如果是一大盒生菜沙拉的素食便當，或是水煮青菜，我絕對欣然接受。假如最後來的是一般的便當，我會跟購買者說聲抱歉，因為我不吃便當裡的白飯，最後只好當廚餘處理。

午餐後的運動休息

　　善用中午休息時間，能多做一點運動是最好不過，而且我發現中午與其趴下來午睡，不如出去運動，反而更不會累，下午精神更好。雖然夏季總是烈日當頭，我仍然喜歡到辦公室附近的公園散步，因為走在樹下很舒服。我的辦公室雖然離大安森林公園不遠，但是我個性孤僻，不喜歡跟著人群繞圈圈。而且總覺得，能夠從都市中找到隱藏的小公園，也是非常有趣的事。

　　比較令人不舒服的是，儘管台灣的公園全面禁菸，但是同樣有許多癮君子喜歡在公園附近抽菸，其實這是非法的舉動，任何人都不想在繞著公園走路時吸到二手菸。

　　走路最麻煩的是連日下雨，我又不喜歡撐傘走路，乾脆就走到捷運站，搭捷運去走地下商店街。

　　中午休息外出走樓梯，這是最理想的午餐後運動吧！

chapter
8

快樂分享
才是持續減重的根本

　　像我這樣一個人，生活實在黑白單調。那麼對於生活多采多姿，時常應酬、出國旅行……每天有各式活動的人，要如何持續執行減重計畫不中斷？

　　首先要說明的是，我不是進行苦行僧式的斷食減重。對於我這樣的美食者而言，只有讓減重的過程更快樂，才有可能成功。

　　出國旅行如何持續減重？離家出差在外過夜，唯一不方便的是只有無法帶體脂計隨行，但仍然可以隨身攜帶運動手環。

飛機餐的經驗

　　機艙裡是個很難活動的空間，提供的餐點也很制式化，因此慎選餐點就很重要。一般的航空公司都有提供機上餐點，我都會事先點糖尿病餐，廉價航空不提供免費餐點，只好另外想辦法。

　　各種飛機餐飲中，我覺得糖尿病餐最能符合個人低糖飲食選擇的需求。這些經由營養師精心設計的糖尿病餐，大多是用水煮的方式，以水煮馬鈴薯作為主食取代精緻澱粉，也常以大塊鮭魚或蛋作為蛋白質來源，馬鈴薯、花椰菜與水果作為碳水化合物，似乎刻意避免脂肪，但會提供奶油，以增加飽足感。

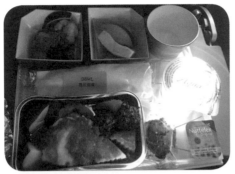

某家航空公司的糖尿病餐，以大塊鮭魚與半顆馬鈴薯為主食，鮭魚有豐富的 Omega-3 脂肪，是被公認最佳的脂肪之一。
另一家航空公司的糖尿病餐所提供的蘇打餅，我就不敢領教。

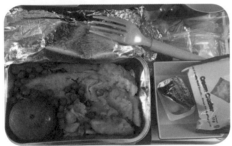

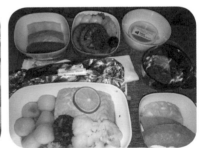

某家航空的餐點，由於忘了預先告知要糖尿病餐，所以就不吃所提供的麵包主食，只吃肉菜與水果。米果其實也不應該吃，但如果分量不多，且是鹹的就接受。

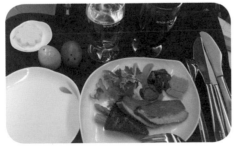

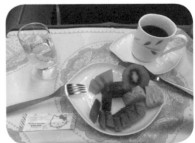

現代化都市的減重環境

當我出差到國外大都市時，會忍不住觀察其他大都市跟我年紀相仿的歐吉桑的肚子。我發覺在東京、大阪、香港這些常用大眾捷運工具的歐吉桑，挺著小腹的似乎比較少。

到了曼谷、雅加達，這些人口密集的新興都市，缺乏普遍的大眾運輸系統，同樣觀察與我年紀相似的歐吉桑，似乎都挺著小腹。這些都市往往缺少都會公園與友善的人行步道，也幾乎沒有公共腳踏車，人們移動都仰賴交通工具。路是設計給車輛行走的，馬路如虎口，步行者或使用非動力單車者，少有專屬的路權，成為馬路上的相對弱勢，行人更是得忍受車輛的霸道與排出的廢氣，而能夠散步的小型都會公園更是少的可憐。

我個人認為現代化的都市，應該是要設計以人為本，適合日常生活的活動空間；一個有清潔的空氣、無需浪費燃料的車輛，適合走動的都市。

旅館內通常有附設健身房或是游泳池，當我住在飯店時，不喜歡使用飯店內的室內健身房，即使想用也會被拒絕，因為我不會帶一雙體積龐大的運動鞋出國，增加行李的重量。在廉價航空盛行的世代，很少人會為了一雙運動鞋多付出行李費用，所以我通常會帶泳裝去飯店游泳。

出國的減重飲食

整個東亞與南亞幾乎都是米食為主的飲食方式。如果居住在

飯店裡，早餐大多是自助餐點，就很容易依需求做選擇。只要按照先前飲食篇所介紹的，不選擇精緻的澱粉或是 GI 值偏高的食物，盡量選擇無糖的新鮮綠色蔬菜、水果、奶製品與肉類，絕大部分的食物都可以盡情享用。

我在減重的第 67 天前往泰國曼谷出差 5 天，出發前量體重是 81.7 公斤。由於很難拒絕泰式美食，加上前往各地工作都靠坐車，每天要走動一萬步並不容易，原本以為大概要胖回去了，還好回到家後，隔天量體重是 81.2 公斤，並沒有增加。

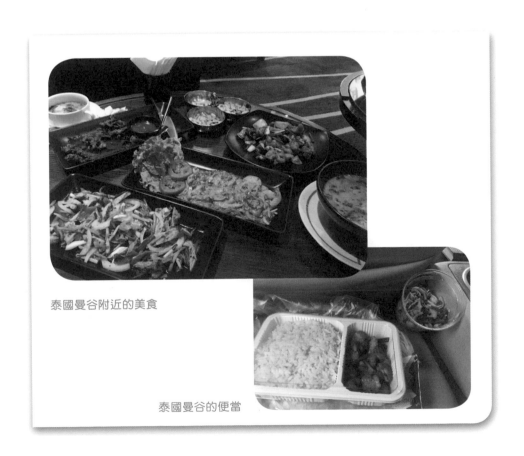

泰國曼谷附近的美食

泰國曼谷的便當

印尼峇里島

能夠到國外實踐我的減重方法，是一大樂趣。

更有趣的是，我到峇里島旅行時，住在一對荷蘭夫婦所開的民宿，享用它美麗的木屋與美食。夫婦兩人與我年紀相近，都有體重過重的問題。我告知他們我的減重方法，他們決定嘗試看看。回國後，收到他們的電郵，說是各減了 2 公斤。

我在減重的第 79 天前往印尼峇里島最西邊的鹿島國家公園 5 天，出發前量體重是 79.8 公斤，因為離機場較遠，加上交通阻塞，搭車的時間非常久，前後兩天幾乎要搭一整天的車，每天累積只能走動 4 千步左右，運動量不足再加上民宿的美食，隔天量體重時竟小幅增加為 80.7 公斤。

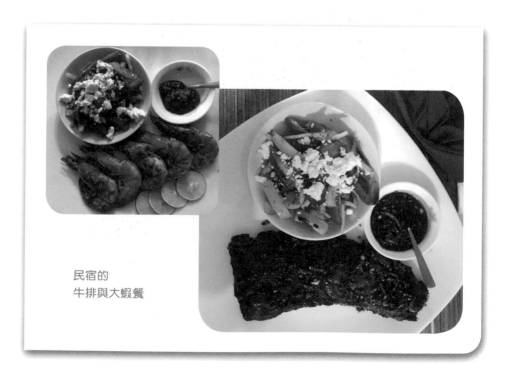

民宿的
牛排與大蝦餐

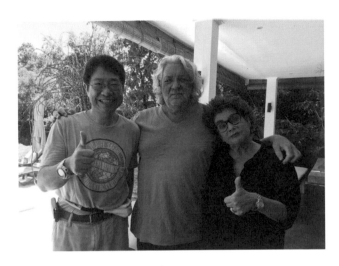

峇里島的民宿主人，不吃澱粉後各減了 2 公斤。

　　自從在臉書公告實行減重計畫後，逐漸有朋友表達想加入我的大數據減肥行列，於是成立了一個減重群組，可以互相鼓勵、分享心得。對我來說，「分享」是減重過程中，最快樂的事了。

馬來西亞年節之旅

　　趁著今年春節期間前往馬來西亞華人社區，過農曆新年。

　　馬來西亞基本上還是以米食為主食的國度，最有名的國飯是椰漿飯 Nasi Lemak，作法是將椰漿倒入米中煮食。如果不吃飯，就像是吃拉麵不吃麵條一樣，而最好吃的便是那一口辣醬與小魚乾花生。

　　靠近東海岸的吉蘭丹州，盛產香料植物與海產，各地又有獨特的鄉土風味，如 Nasi Ulam 野菜飯，乾烤魚加當地特有的生菜。單是配菜就非常吸引人，往往要「點」一下旁邊小碟子裡的辣椒

魚露提味，把乾烤後的魚肉鮮味喚醒。吉蘭丹州鄰近泰國南部，再加上泰南的香茅酸辣湯，香氣與口感豐富多元，彷如周遭熱帶雨林多樣的動植物樣貌。

　　在馬來西亞過年期間，朋友也很驚訝我變瘦了，所以當然要藉此機會宣傳一下我減重又能保持健康的方法。觀察朋友聚會的合餐，大致與我們類似，用餐習慣會先吃白飯填飽肚子，尤其在物價比較高的吉隆坡，餐點的價錢不輸台北，甚至有過之而無不及。我在不吃白飯，又很少有豆腐與蛋的選項可以填飽肚子的情況下，便拿出開水猛喝，吃不飽，就當作是在進行減食計畫。

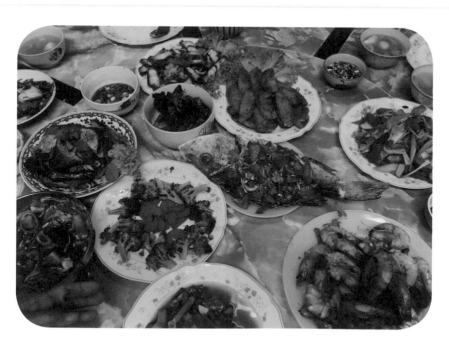

馬來西亞的潮州華人的年菜與台灣類似。

減重到了第 324 天前往馬來西亞，當時體重 75.2 公斤，12
天回家後體重為 74.7 公斤，看來已經養成不會胖的體質。

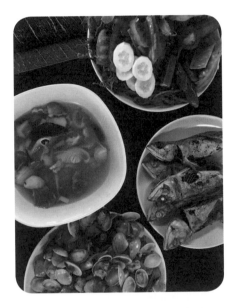

馬來西亞東海岸當地
食物，海鮮配生菜。

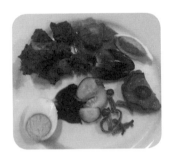

馬來西亞的國餐椰漿飯，取
所有的料，但是不吃飯，同
樣感受到特殊的飲食風味。

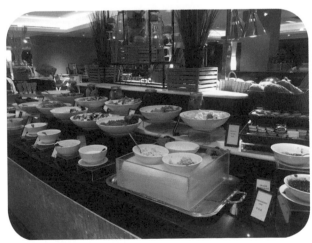

餐廳裡西式自助早餐

日本紀伊半島之旅

　　日本菜以清淡聞名，作為列島國家，最出名的是海產生魚片與壽司。主食是米食，據說日本古代的蛋白質來源就以海產為主，少有豬牛家禽肉類。不過確實日本食物物價不低，路邊小餐廳常以米飯吃到飽為號召，甜食在特殊日子才有，被視為珍貴食物。倒是日本現在正流行無糖低卡食品，常常可以見到標榜無糖的飲食，這想法與我雷同，看到現代人攝取過多糖分的現象，應該來開發未來無糖飲料的市場。

　　減重第 491 天前往日本大阪，體重 73.7 公斤，5 天回家後體重 75.2 公斤，稍微增加 1.5 公斤。大概是被清淡食物所「騙」，吃太多了。真是「殘念！」（可惜）還好隔天就把體重調整降回到 75 公斤以內。

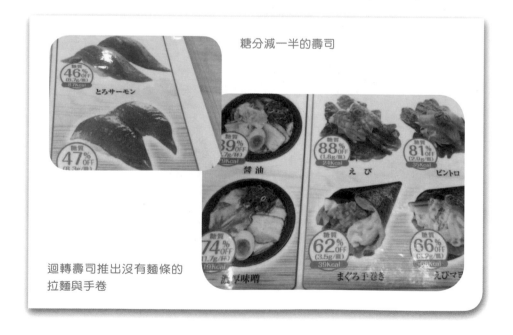

糖分減一半的壽司

迴轉壽司推出沒有麵條的拉麵與手卷

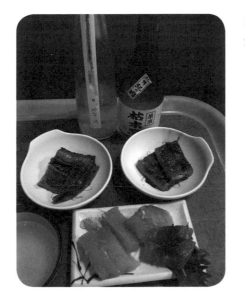

日本紀伊勝浦旅館的
生魚片晚餐

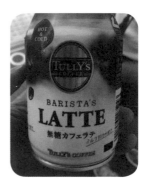

無糖咖啡

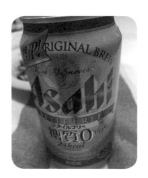

無糖啤酒

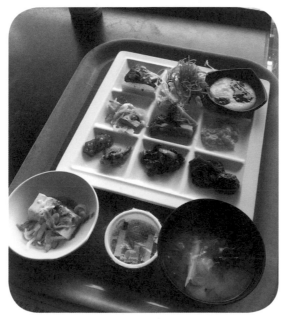

日本紀伊勝浦旅館的
自助早餐

chapter

9

三日減重練習：
改變生活習慣，回復年輕體態

　　如果你跟我一樣是年過 50 的歐吉桑，挺著小腹，體重已經超過 90 公斤，BMI 超過 25 至接近 30 的癡肥界線；生活中喜歡美食、不是很喜歡運動、有痛風的宿疾，身體檢查的紅字越來越多，又不想走上長期吃藥的道路……，那你差不多應該要關心一下自己的身體了。請給自己三天的時間，嘗試一下自然減重法，藉由一些小小的生活習慣改變，說不定，你會跟我一樣，腰圍從 40 吋掉到 32 吋，身體回復到年輕的狀態，不再擔心病痛，享受健康的生活。

　　自然減重法是透過生活中飲食習慣、活動習慣的改變，無需依靠外力而自我達到減重的目的。其最大的差異是改變身體的能源狀態，也就是減少作為能源的碳水化合物，尤其是糖分的攝取，另一方面，中年肥胖者往往運動量不夠，建議要增加運動量，不一定非得是強烈的運動才有效果，日常生活中，隨時隨刻走路運動，都可以有效地減重。

　　請先參考我的減重經驗，只要三天，看看你可不可以做到。
第一項：減糖，不吃含糖飲食。
第二項：飲料只喝白開水。

第三項：飲食順序為：1.每餐先喝溫開水，2.吃蛋白質（容易飽）
3.再吃綠色蔬菜與不甜水果，不吃油炸的食物與甜品。

第四項：隨時隨地運動，一天累積走到一萬步（約 8 公里，共 1.5
小時）。

第五項：記錄體重變化，掌握身體狀態。

　　要是你沒有把握可否達成，就照往常的生活習慣一樣，從某一週的週六開始，看看以下的生活習慣的大約數據，有空量一下體重，準備開始減重。

　　經過這三天自我觀察，如果你決定想試試看，就依照我所說的五項辦法，或是簡單的歸納成兩件事：1.不吃糖，包括澱粉（米飯、麵條、麵包等），2.每天至少走一萬步左右。如果你可以做到這兩項，就可能如我一樣，三天後就會感覺身體有所改變，甚至可以減重 2 公斤。走一萬步大概沒有爭議，但是有人聽到不吃甜食與澱粉，大概馬上就打退堂鼓。當然如果您有新陳代謝方面的疾病，例如糖尿病，請勿嘗試，務必遵照醫師的飲食指示。

　　如果你身體尚屬健康，只是體重有過重的跡象，還不到有新陳代謝疾病的狀況，建議您就撥個三天來試試看，稍微改變飲食選擇，增加沒有負擔的運動量，每日量測自己身體狀態，如果有改變，就從三天持續到三週，再到三個月。我用這樣的方法，設定先減身體的 10% 重量，在三個月內減重超過原先設定，相當於 11 公斤的脂肪，又用了 41 天減了 4 公斤脂肪，然後持續一年都沒有復胖。

第 0 步　減肥前準備，依照現有的生活習慣，檢視身體與習慣狀態				
日期	週六 （　月　日）	週日 （　月　日）	週一 （　月　日）	減重前基準值 （三天平均）
身體 體重 ／ 體重 （方便的時間量）	Kg	Kg	Kg	平均 　　　　　Kg
	體脂率 　　　　　%	體脂率 　　　　　%	體脂率 　　　　　%	平均體脂率 　　　　　%
運動 ／ 走路步數	大約　　　步 或約　　　小時	大約　　　步 或約　　　小時	大約　　　步 或約　　　小時	三天每日走路步數 平均　　　步 平均　　　小時
飲食 習慣 ／ 主要飲料	□開水 □含糖飲料	□開水 □含糖飲料	□開水 □含糖飲料	開水　　　次 含糖飲料　　　次
飲食 習慣 ／ 主要攝取	□白飯 □麵條 □麵粉 （餅、糕點） □其他＿＿＿	□白飯 □麵條 □麵粉 （餅、糕點） □其他＿＿＿	□白飯 □麵條 □麵粉 （餅、糕點） □其他＿＿＿	白飯　　　次 麵條　　　次 麵粉類　　　次 □其他＿＿＿

減重前的準備

　　除了心理上要確定過去飲食與運動習慣必須改變之外，最重要的是要建立量測的概念，例如怎麼知道一天喝的白開水有沒有達到 2,000cc ？使用前，先量測自己常用的杯子，譬如我在辦公室與家中的杯子裝滿約是 400cc，八分滿是 300cc。在家用餐前先喝一杯 300cc 的白開水，除了減少對其他含糖飲料的需求，也會讓肚子有飽足感，進食量會減少。而我隨身攜帶的杯子裝滿是 500cc， 每次外食前先喝掉半瓶多，約是 300cc，同樣可以達到效果。

下載手機健康管理 APP

　　無論是哪種系統的智慧手機，都有許多免費的健康軟體 APP 可以下載使用。為你個人健康資訊的儲存與視覺化提供免費服務。使用手機 APP 的好處，是手機的普及率高，容易隨時記錄與觀看自己的資料。

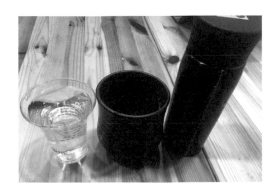

個人常用的杯子，從左到右裝滿分別是 200cc、400cc、500cc 的容量，中間的是辦公室用，最左邊是隨身環保杯，於外食時使用。

第一步：三天低糖多動的嘗試期

<table>
<tr><td colspan="5">第一步　三天低糖多動嘗試期</td></tr>
<tr><td colspan="5">挑選一個可以專心減重的週末開始，規劃今天的減重飲食與運動。</td></tr>
<tr><td>第 1 天</td><td>餐飲早餐</td><td colspan="3">起床上完廁所後，請先喝一杯約 30°C、300cc 的溫開水，填飽空虛的肚子</td></tr>
<tr><td rowspan="2">用餐順序</td><td>喝完水後</td><td>先　蛋白質</td><td>次　碳水化合物（蔬果）</td><td rowspan="2">以上食物已經含有糖分，這三天暫時不要多吃澱粉類，千萬不可吃含糖食物。</td></tr>
<tr><td>食材選擇</td><td>水煮蛋、
室溫牛奶、
無糖豆漿、
無糖優格、
納豆、
無糖拿鐵咖啡</td><td>①綠色沙拉
（蘿蔓生菜、小黃瓜、芹菜）
②水煮花椰菜
或是其他水煮綠色蔬菜
（秋葵、地瓜葉、莧菜等）
③綠色水果
（如芭樂）
④有色低糖蔬果
（蘋果、番茄、胡蘿蔔）</td></tr>
<tr><td>控制食慾</td><td colspan="4">用水與蛋白質類食材填飽七分飽的胃口即可，或許接近中午會感覺肚子餓，但因為沒有吃到澱粉類高 GI 食物，不會餓到無力頭暈，反而精神會變好。</td></tr>
<tr><td>運動規劃</td><td colspan="4">清晨可以選擇喝完開水就去散步，回來後再用餐，用餐前再喝開水。每小時盡量走路 250 步以上，在室內可以原地快速踏步 3 分鐘。</td></tr>
<tr><td>午餐與晚餐的規劃</td><td colspan="4">比照早餐，可以加入水煮肉與清豆腐，調味盡量只用新鮮蔥蒜或香料，少醬料。三餐暫時不吃澱粉。不吃澱粉與甜食（糖分）的好處，能減少食慾與降低血糖，不會感到頭暈。</td></tr>
<tr><td colspan="5">肚子餓怎麼辦？要達到減重的最大效果，建議選擇喝溫開水填飽肚子，或是用水煮蛋，無調味烘焙堅果（腰果、杏仁、夏威夷豆）充飢，要小心不要過量，亦可再喝一杯溫開水，增加飽足感。</td></tr>
</table>

第 2 天，先量測後再吃早餐，請在先前所下載的 APP 軟體上，至少記錄體重與體脂肪，要是有運動手環，請直接記錄在運動手環的 APP 上，甚至可以做運動量與體重的比較管理。如果還不確定使用哪一款 APP，可以直接在下列的表格記錄。

三天養成習慣，自我量測表格					
日期		週六（月　日）	週日（月　日）	週一（月　日）	週二（月　日）
身體體重	體重（起床後量）	Kg	Kg	Kg	Kg
		體脂率　　　%	體脂率　　　%	體脂率　　　%	體脂率　　　%
運動	走路步數	走路一萬步與爬樓梯	走路一萬步與爬樓梯	走路一萬步與爬樓梯	走路一萬步與爬樓梯
		散步約 1 小時 8 公里	散步約 1 小時 8 公里	中午休息選擇到公園散步	中午休息選擇到公園散步
飲食習慣	主要飲料	只喝白開水 2000cc	只喝白開水 2000cc	只喝白開水 2000cc	只喝白開水 2000cc
	主要攝取	□水煮蛋 □豆類蛋白質（如豆腐） □白肉 □綠色蔬果	□水煮蛋 □豆類蛋白質（如豆腐） □白肉 □綠色蔬果	□水煮蛋 □豆類蛋白質（如豆腐） □白肉 □綠色蔬果	□水煮蛋 □豆類蛋白質（如豆腐） □白肉 □綠色蔬果

3 天過後第 4 天，清晨量測體重，許多人會驚訝於體重變輕了！越是體重過重者、BMI 接近或超過 30 的人，更有機會看到自己的體重變輕。當然這三天用蛋白質替代醣類主食，最大的目的是讓身體進入生酮代謝，把身體中的脂肪拿出來作為能源燃燒掉，這是所有減重者最大的心願。

第二步：持續三星期自然減重，享受瘦身的樂趣

　　如果決定繼續嘗試這三天所養成的減重習慣，下一步可以再試試看，以同樣方法再持續做三個星期，建立好的減重的習慣，也順便調整身體體質。

　　我常常用目標管理來鼓勵朋友，一旦減掉 4 公斤時，要有一個慶祝模式，可以吃一頓自己因為減糖所不能吃的食物，然後隔天再量一次體重。往往會發現，放縱自己吃一頓高糖飲食後，隔天體重很容易就會攀升 1 公斤。自己辛苦減重好久，卻只要有一次恢復過去的飲食方式，很容易就會前功盡棄。沒關係，隔一天再少吃一點，維持低糖多動的習慣，體重自然又會下降。

　　減重的過程，需要與更多的朋友分享，所以不用害羞，用社群媒體昭告全世界自己的減重經驗與成效，一來會為了面子問題警惕自己要持續減重下去，二來也幫助有需要減重的朋友分享減重經驗。往往很多朋友會收集到許多似是而非的負面消息，來做「善意」警告，小到爬樓梯會傷膝蓋、嚴重的會說日本某位斷糖專家得心臟病死掉，提倡吃肉減肥的教父阿金醫師是胖死的（也有此一說，阿金醫師是跌倒撞到頭部意外過世）、喝太多水會造成腎臟的危害，以及吃過量蛋白質會引發毒血症等等。

　　事實上，這些資訊少數是來自醫師的病理研究，大部分是未經求證的小道消息，但飲食方面的各項病理研究，往往都是很極端的情況，沒喝水可能幾天內就會致命，缺乏蛋白質也可能造成肌少症，過量與不足都不好，適當的量可以參考本書第四章的說明。一般人如果沒有體重過重的問題，根本不需要採用這種方法。而體重過重者，如果是來自多糖少動，採用自然減重法，再

加上隨時量測的概念，可以調整適當的量，避免讓身體有極端的現象。當然如有任何不適的情況發生，請立即諮詢你的醫生做進一步檢查。

第三步：設定智慧減重 10% 目標

　　三個星期過去後，大多數人都已能養成多動低糖的飲食習慣，如果體重也依預期下降的話，精神變得更好，不會一吃飽就頭暈。即使忙了一天，適度的走路運動反而會消除疲勞，當養成這樣的習慣與體質後，就可以去挑戰 10% 的減重目標。

　　時間設定三個月左右，並減少原先體重的 10% 為目標。如果採用本書建議的自然減重法，並予以長期量測，每天都會建立飲食、運動與睡眠關聯的認知與修正，差不多三個月就可以達到減少體重 10% 的目標。當然越胖的人越容易減重，如 BMI 已經到達 30 臨界值的人，以多動低糖的方法，比較容易看出成效。假如體重本來就只是比標準還胖一點，急遽減重的情況就比較不明顯。

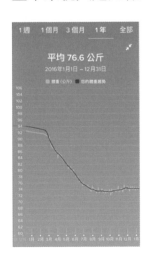 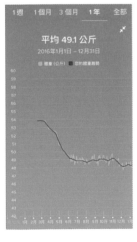

左圖
55 歲男性的減重記錄，採取低糖多動的自然減重法，從 3 月到 6 月，體重從 90 公斤減為超過 10% 的 80 公斤，後來又決定再多減 5 公斤到 75 公斤。

右圖
45 歲女性的減重記錄，採取低糖多動的自然減重法，從 3 月到 6 月，體重從 54 公斤減了 10% 到 49 公斤。

第四步：避免復胖，維持健康永續

自然減重法，其實只是矯正現代都市人多糖少運動的習性，並不會無止盡讓你瘦下去。

減重 10% 是否就夠了？此時就需要用其他的參數來參考。我建議用身體質量指數 BMI 與脂肪率來看。

我自己的經驗是當減到 10% 的目標後，BMI 顯示我還可以減重下去，當時的 BMI 是在 25 左右，我體重已經從原先的 90 公斤減到第 84 天的 80 公斤。於是我決定再減 5 公斤，讓自己的 BMI 掉到 24 左右，身體稍微「瘦」一點，同時也讓體脂肪從原先的 27% 左右掉到 22%。

從第 85 天到 132 天約 47 天的時間，成功再減了 5 公斤，為 75 公斤，體脂率 19%。之後我就以不超過 75 公斤當作界線。有時候當生活作息比較規律，體重還是會稍微調降到 73 公斤；有時候大吃大喝，不忌口吃冰淇淋，就會再恢復到 75 公斤。

因為養成了量測習慣，心裡慢慢會有經驗，了解少動多吃，尤其是吃含糖食物，隔天

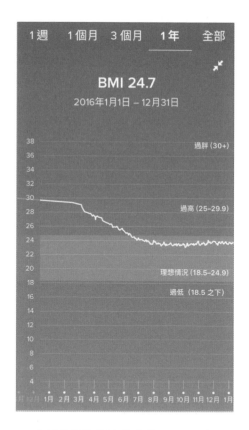

身體質量指數隨著體重下降而逐步降低。

體重就會增加一公斤。而多動少吃，隔天體重大都會減少。有了這樣的經驗，就可以很輕鬆用運動與飲食控制體重。最後會發現，體重減輕，精神變好，食量也變少了。

自從用自然減重法，體重到達理想狀態後，迄今超過一年身體沒有復胖，也沒有生病看醫生。另一個關鍵指標是衣服尺寸，先前過胖時所穿的寬鬆衣服幾乎已全部捨去，並刻意去買一批合身的衣服，欣賞自己的身材也高興，同時讓合身的衣物框住身體，如有變胖，馬上就會知道。

為了不再去買大號的衣服，有信心會一直持續維持這樣的健康狀態，享受健康高品質的生活。

此外，合身的衣服最好買排汗衫，雖然緊身但是可以幫助排汗，讓人不會覺得燠熱不舒服。在夏季，常常稍微走動，就會滿身臭汗，讓人不舒服，不是想躲進室內吹冷氣不想活動，就是想喝個冰涼甜甜的飲料。這樣的生活習慣，無形中會增加體重。

我自從減重後，衣服陸續換成排汗衫，多走路也不會有滿身臭汗衣服溼透的情況，相較於減重前，更熱愛走動。更棒的是，我在辦公室著排汗衫無需開冷氣，省下電費。夏季出國旅行時，排汗衫重量輕，手洗又容易乾，無需多帶還可減輕行李重量，搭乘行李限重的廉價航空也可以。既省電又能降低旅行里程排碳量，可以做到節能減碳，對環保盡一點小心力。

相信我，你也可以做得到健康的體重管理。

1.Food Guide Pyramid. (1992). United States Department of Agriculture. Retrieved from https://www.cnpp.usda.gov/fgp

2.My Pyramid.(2005, April 19). United States Department of Agriculture. Retrieved from https://www.cnpp.usda.gov/MyPyramid

3. 郭庚儒，「12大健康殺手 你中了幾項？」，健康醫療網，2017年 6月 7日。取自 https://www.healthnews.com.tw/news/article/33369

4.「為什麼美國窮人越來越胖，富人越來越瘦？」，今日頭條，2016年 3月 1日。 取自 http://www.toutiao.com/a6257048596802289922/

5. 含糖飲料稅，維基百科。取自 https://zh.wikipedia.org/wiki/含糖飲料稅

6. 劉嘉韻，「國人死亡前三大危險因子 台大：高血糖、菸、高血壓」，《聯合報》， 2017年 6月 7日。取自 https://udn.com/news/story/7266/2508821

7.Sharita Forrest. (2016, March 1). Drinking more water associated with numerous dietary benefits, study finds. Science Daily. Retrieved from https://www.sciencedaily. com/releases/2016/03/160301174759.htm

8.大豆油與其他植物油的比較表，維基百科。取自 https://zh.wikipedia.org/wiki/大 豆油

9.「飽和脂肪真的不健康嗎？我們可能得重新思考對好壞脂肪的認定了」，PanSci 泛科學，2017年 1月 20日。取自 http://pansci.asia/archives/112725

10.JANE E. BRODY，「不要對脂肪敬而遠之，碳水化合物才更可怕」，紐約時報中 文網，2016年 3月 3日。取自 https://cn.nytstyle.com/health/20160303/t03fats/zh- hant/

11.Why we should sit less. (2016, November 14). National Health Service, NHS. Retrieved from http://www.nhs.uk/Livewell/fitness/Pages/sitting-and-sedentary- behaviour-are-bad-for-your-health.aspx

12. Daniela Schmid, Michael F. Leitzmann (2014). Television Viewing and Time Spent Sedentary in Relation to Cancer Risk: A Meta-Analysis. JNCI: Journal of the National Cancer Institute, Volume 106, Issue 7, 1 July 2014, dju098. Retrieved from https://doi.org/10.1093/jnci/dju098

13. How much physical activity do adults need? Centers for Disease Control and Prevention. Retrieved from https://www.cdc.gov/physicalactivity/basics/adults/index.htm

14. All About Heart Rate (Pulse). (2017, Aug 22). American Heart Association. Retrieved from http://www.heart.org/HEARTORG/Conditions/More/MyHeartandStrokeNews/All-About-Heart-Rate-Pulse_UCM_438850_Article.jsp#.WXIkkNOGMcg

碳水化合物　14%
脂肪　54%
蛋白質　32%

巨營養素

卡路里　　1,494 大卡

堅果沙拉雞肉

材料：羅蔓生菜適量、核桃 1 把、雞胸肉 1 塊

調味料：橄欖油 2 大湯匙、陳年油醋 1 大湯匙、檸檬汁適量、黑胡椒

早餐

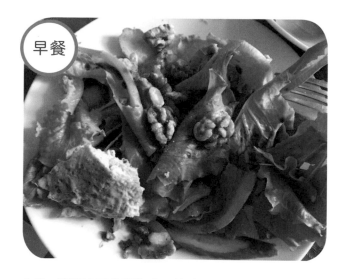

作法：①奶油香煎雞胸肉，待涼，切丁，與蘿蔓生菜、核桃等堅果混合，②拌入油醋醬攪拌均勻，即可食用。

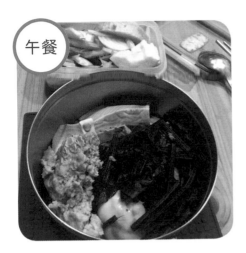

午餐

蛋豆腐絞肉花椰菜

水煮蛋 1 顆＋水煮綠花椰菜
材料：花椰菜半顆切開，洗淨備用。
作法：1 小鍋水煮開，放入少許鹽巴，將花椰菜煮至軟，即可撈起。

豬油香煎豆腐
材料：豆腐 1 塊
作法：少許豬油略煎豆腐，起鍋再淋少許醬油膏，即可。

清蒸絞肉
材料：豬絞肉約 1 巴掌大
調味料：日式柴魚醬油 1 小湯匙，高湯 1 小湯匙（可省略），大蒜末少許，薑末少許，鹽巴適量。
作法：①將絞肉與所有調味料混合，並用湯匙順時方向攪拌絞肉，攪拌不下百次，確保肉質彈牙。②蒸熟後即可食用。

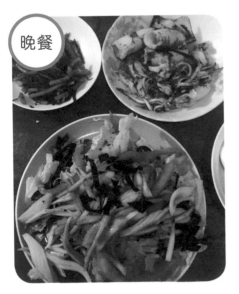

晚餐

小卷、沙拉、燙青菜

水煮小卷
作法：水與小卷下鍋，煮至水滾再煮約 5 分鐘，即可起鍋。

沙拉
材料：洋蔥絲，黃椒，海帶芽，生菜
作法：洋蔥絲泡冰水備用，黃椒切絲泡冰水備用，海帶芽開水泡軟，生菜洗淨。

沙拉醬
調味料：日式柴魚醬油 2 大匙、紅酒醋 1 大匙、麻油 1 大匙、黑胡椒
作法：將所有材料與沙拉醬拌勻即可食用。

卡路里　1,593 大卡

巨
營養素　碳水化合物　24%
脂肪　27%
蛋白質　49%

 早餐

蔬菜優格沙拉

材料：菠菜 1 把、自製優格（市售優格亦可）1 大碗、番茄、小黃瓜

調味料：黑胡椒適量，義式香料適量

作法：①菠菜水煮，撈起瀝乾。②番茄、小黃瓜切丁。③拌勻後即可食用。

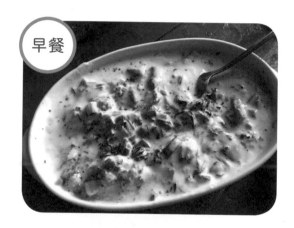

午餐

鹽烤鮭魚、蒜香梅花肉、胡蘿蔔炒蛋與水煮菠菜

鹽烤鮭魚＋蒜香梅花肉

材料：鮭魚 1 片、梅花豬肉 1 個巴掌大厚片

調味料：搗碎白胡椒粒、大蒜末少許、海鹽、蒜粉少許

作法：①鮭魚抹鹽入烤箱 200 度烤 20 分鐘。②梅花豬肉，兩面均勻灑上調味料，入烤箱烤 40 分鐘。

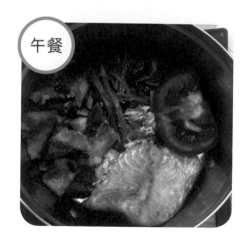

胡蘿蔔炒蛋＋水煮菠菜

材料：菠菜 1 把、番茄半顆、紅蘿蔔 1/4 條

作法：①紅蘿蔔切細絲，入鍋，適量橄欖油，小火炒熟胡蘿蔔絲。②將打勻的蛋液倒入鍋裡，少許醬油炒熟。

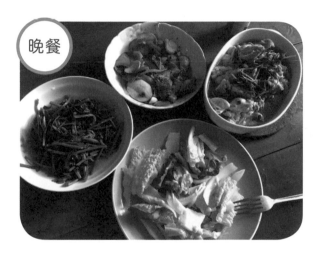

晚餐

水炒過貓、羅蔓生菜沙拉、酒蒸土雞、蔥爆牛肉杏鮑菇

羅蔓生菜沙拉

材料：羅蔓生菜、冰鎮洋蔥絲

調味料：起司適量、凱撒沙拉醬

作法：拌勻後即可食用。

酒蒸土雞

材料：去骨土雞腿肉 1 個

調味料：薑絲與大蒜適量、香菜末、米酒、枸杞、紅棗、胡椒粉適量

作法：把雞肉與調味料拌在一起，入電鍋蒸 30 分鐘，起鍋時再灑上香菜末。

蔥爆牛肉杏鮑菇

材料：牛里肌肉切薄片，黑胡椒、醬油、米酒醃製備用，杏鮑菇薄片備用、蒜頭切片。

作法：豬油一大湯匙，爆香蒜頭。牛肉下鍋，快炒，待半熟，加入杏鮑菇，醬油膏一大湯匙，少許水，待杏鮑菇軟化，即可起鍋。

巨營養素 碳水化合物 18%
脂肪 52%
蛋白質 30%

卡路里 1,409 大卡

早餐

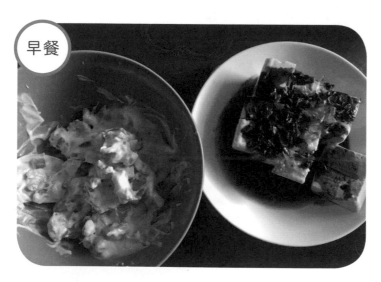

芹菜優格＋豆腐

材料：芹菜 1 把、板豆腐 1 盒，自製優格（市售無糖優格亦可）1 碗

調味料：醬油膏

作法：①無糖優格加入芹菜末拌勻②板豆腐蒸熱約 5 分鐘後，淋上醬油膏即可食用。

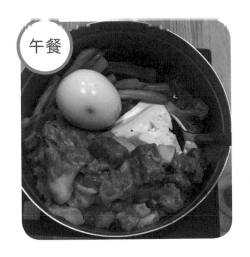

午餐

豬肉咖哩

材料：後腿肉約半斤，醃入適量咖哩粉或薑黃粉和少許鹽巴備用、杏鮑菇三大條切塊、紅蘿蔔半條切塊、日式咖哩塊酌量

調味料：洋蔥、蒜末

作法：①將洋蔥和蒜末用椰子油炒香後，加入切塊後腿肉、紅蘿蔔，加適量水蓋過食材煮軟後，再加入杏鮑菇、日式咖哩塊，加水再煮10分鐘，最後加入罐裝椰奶加熱，熄火。

水煮什錦蔬菜

材料：四季豆、花椰菜、秋葵

作法：①鍋子裡加入適量水、少許鹽巴、橄欖油，沸騰後加入蔬菜。煮約8分鐘即可起鍋。②豆腐蒸熱後即可食用。

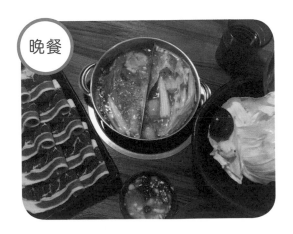

晚餐

牛肉片蔬菜小火鍋

材料：自製柴魚昆布高湯或市售高湯1罐

牛肉火鍋片1盒

各式蔬菜：高麗菜、青江菜、番茄

作法：待高湯滾開，入鍋涮肉片與蔬菜。

國家圖書館出版品預行編目（CIP）資料

歐吉桑的大數據減重計畫：行動健康管理（mHealth）
APP，幫你甩掉體重，趕走憂鬱，找回年輕／陳楊文著.
初版 . 臺北市：遠流，2017.12
192 面 ;17×23 公分 .（綠蠹魚 ; YLP14）
ISBN 978-957-32-8153-5（平裝）
1. 減重 2. 醫療資訊學
411.94   106018226

綠蠹魚 YLP14

歐吉桑的大數據減重計畫：

行動健康管理 (mHealth) APP，幫你甩掉體重，趕走憂鬱，找回年輕

作　　者　　陳楊文

執行編輯　　莊月君

行銷企劃　　沈嘉悅

封面設計　　胡忠銘

內頁設計　　費得貞

食譜示範　　曾詩琴

副總編輯　　鄭雪如

———

發 行 人　　王榮文

出版發行　　遠流出版事業股份有限公司

　　　　　　100 臺北市南昌路二段 81 號 6 樓

　　　　　　電話　（02）2392-6899

　　　　　　傳真　（02）2392-6658

　　　　　　郵撥　　0189456-1

　　　　　　著作權顧問　蕭雄淋律師

———

2017 年 12 月 1 日 初版一刷

售價新台幣 340 元（如有缺頁或破損，請寄回更換）

yib 遠流博識網　www.ylib.com　E mail: ylib@ylib.com
遠流粉絲團　www.facebook.com/ylibfans